KTバランスチャート
エッセンスノート

小山 珠美
NPO法人 口から食べる幸せを守る会 理事長

前田 圭介
国立長寿医療研究センター 老年内科 医長

医学書院

KTバランスチャートエッセンスノート

発　行	2018年7月15日　第1版第1刷Ⓒ
	2021年6月1日　第1版第2刷

著　者　小山珠美・前田圭介
　　　　（こやまたまみ）（まえだけいすけ）

発行者　株式会社　医学書院
　　　　代表取締役　金原　俊
　　　　〒113-8719　東京都文京区本郷1-28-23
　　　　電話　03-3817-5600（社内案内）

印刷・製本　永和印刷

本書の複製権・翻訳権・上映権・譲渡権・貸与権・公衆送信権（送信可能化権を含む）は株式会社医学書院が保有します.

ISBN978-4-260-03619-1

本書を無断で複製する行為（複写，スキャン，デジタルデータ化など）は，「私的使用のための複製」など著作権法上の限られた例外を除き禁じられています．大学，病院，診療所，企業などにおいて，業務上使用する目的（診療，研究活動を含む）で上記の行為を行うことは，その使用範囲が内部的であっても，私的使用には該当せず，違法です．また私的使用に該当する場合であっても，代行業者等の第三者に依頼して上記の行為を行うことは違法となります．

JCOPY 〈出版者著作権管理機構　委託出版物〉
本書の無断複製は著作権法上での例外を除き禁じられています．複製される場合は，そのつど事前に，出版者著作権管理機構（電話 03-5244-5088，FAX 03-5244-5089，info@jcopy.or.jp）の許諾を得てください．

はじめに

健常者にとって食べることは，日常であり特に気がかりなことではありません。また，食べることは，人が生きていくために欠かせない栄養を摂取する手段でもあります。しかし，食べることに困難を抱える人にとっては，自分自身だけでは解決できない手助けや工夫が必要な行為であるため，手助けする側のケアの質が栄養や続発症発生に大きく影響します。食べることを支援する側の人が，その腕を磨きケアの質を高めれば，かかわった方の生活の質は確実に向上します。

　食べる支援は領域横断的な多面的評価が必須です。得られた多くの情報をもとに，対象者の弱みや強みを見出し，食支援計画の材料にすると質の高いケアに近づきます。私たちは 2015 年に KT バランスチャート® (KTBC) を開発し発表しました。これは，多面的かつ包括的な評価ができ，レーダーチャート上に見える化することで情報を共有しやすくするという画期的な食支援促進ツールです。

　本書は，KTBC の本質を理解するためにわかりやすく書いた，学ぶための本です。すでに KTBC について知識がある方には，既存の書籍とは違う角度でまとめられていて，実践応用力を鍛えるための一冊になります。また，はじめて KTBC を学習する方にとっては，平易なことばで KTBC の核心に触れ，ケースを通して学習できるためおススメです。

　本書を活用して，食べる支援の腕を磨き，対象者の生活の質向上に大いに寄与していただきたいと考えます。

2018 年 6 月

前田 圭介

目次

はじめに ……………………………………………………… iii

第1章 口から食べるための包括的評価 …… 1

KT（口から食べる）バランスチャート開発の目的 …… 2
評価の項目とそれぞれの視点 …………………… 2
評価と支援サイクル ……………………………… 5
KTバランスチャートによる食支援の展開 ……… 6
多職種で活用できるKTバランスチャート ……… 8
評価基準一覧 ……………………………………… 10
評価シートとチャート …………………………… 15

第2章 KTバランスチャートの評価基準と観察ポイント・支援スキル …… 19

1 食べる意欲 ……………………………………… 20
2 全身状態 ………………………………………… 24
3 呼吸状態 ………………………………………… 28
4 口腔状態 ………………………………………… 32
5 認知機能（食事中） …………………………… 36
6 咀嚼・送り込み ………………………………… 40
7 嚥下 ……………………………………………… 44
8 姿勢・耐久性 …………………………………… 48
9 食事動作 ………………………………………… 52

10 活動 ································· 56
11 摂食状況レベル ··············· 60
12 食物形態 ························ 64
13 栄養 ······························ 68

第3章 事例をもとに考えてみよう 包括的評価とアプローチ ········ 73

本章の使い方 ···································· 74
事例1 急性期病棟 肺炎 ·················· 75
事例2 療養型病院 中心静脈栄養のみ ··· 83
事例3 急性期 脳出血 ····················· 90
事例4 末期胃がん ··························· 99
事例5 施設入所 認知症 ················ 106
事例6 在宅 胃ろう栄養 ················ 114
事例7 災害時 避難所での要介護者 ···· 122

おわりに ·· 130
索引 ··· 132

COLUMN
・多職種チーム 3つの概念 ················ 17
・評価者によるスコアの違い ·············· 39

巻末付録
KT バランスチャート
（書き込み式）評価シートとレーダーチャート

イラスト　イラスト工房
装丁・デザイン　hotz design inc.

第 1 章

口から食べるための包括的評価

KT（口から食べる）
バランスチャート開発の目的

　摂食嚥下障害のある要介護者は，自身では解決できない不足のみではなく，強みや良好な能力を有している。そのため，多面的で，系統立った支援スキルが必要である。すなわち，対象となる人々を医学的・介護的側面だけでなく，「食」を通して主体的に生きる"人"として支えるアプローチと支援が求められる。

　KTバランスチャートの開発の本意は，単なる評価にとどまることなく，対象者の不足部分を補いながら，可能性や強みを引き出す包括的支援スキルとケアリングを内包することにある。多職種で総合的に評価しながら，治療・ケア・リハビリテーションを展開し，その成果が可視化できるツールになることを意図して，「**口から食べるバランスチャート Kuchikara Taberu Balance Chart**」（以下，KT バランスチャート®，もしくは KTBC®）は開発された。

　KTバランスチャートの本来の目的は，単に点数を付けて評価することではない。「口から食べる幸せ」をよりよく支えていくためのアプローチに活用するために，対象者の状態を把握することに重きを置いている。

評価の項目とそれぞれの視点

　KTバランスチャートの評価内容は13項目で構成されており，それらは大きく4つの側面で捉えることができる。口から食べるために，13項目それぞれが複合的に連動している。

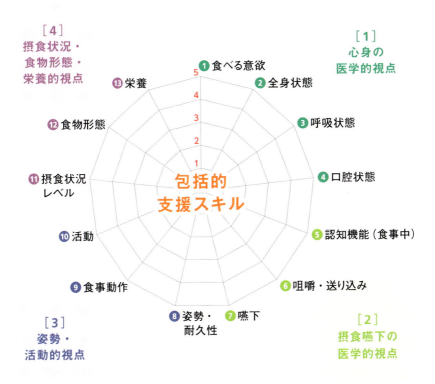

[1] 心身の医学的視点

❶ 食べる意欲

食べる意欲は，身体の侵襲や不調で影響を受けることが多く生命維持に直結する。また，他の12項目への影響が大きい。

❷ 全身状態

全身状態は，熱や意識状態に加えて，多面的な要素での医学的管理を必要とする。

❸ 呼吸状態

呼吸状態は，肺炎の重要要素であり，安全に食べることに直結する医学的視点である。

❹ 口腔状態

口腔の衛生状態は，呼吸器感染症や全身疾患と関連している。

[2] 摂食嚥下の機能的視点

❺ 認知機能（食事中）
認知機能は，食べること全般や嚥下運動に大きく影響する。

❻ 咀嚼・送り込み
捕食・咀嚼・送り込みは，食べるという行為に連動するものであるため，一連の動きを誘導することが必要となる。

❼ 嚥下
認知，捕食・咀嚼（一部，押しつぶし）・送り込みができることで，嚥下運動を引き起こすことができる。この嚥下運動は，他の要素の影響を大きく受ける。

[3] 姿勢・活動的視点

❽ 姿勢・耐久性
不良姿勢から安定した姿勢に改善することで，誤嚥や窒息のリスクを軽減し，安全で安楽な経口摂取や自力摂取拡大へつなげることができる。

❾ 食事動作
安全・安楽な食事介助に引き続き，自力で捕食動作ができることで，介助量を減らし，認知機能やセルフケア能力を高めることができる。

❽ 活動
身体の活動性を高めていくことで，摂食量が安定し，低栄養や寝たきりを予防できる。

[4] 摂食状況・食物形態・栄養的視点

⓫ 摂食状況レベル
経口摂取と非経口栄養の量的・質的バランスを確認し，経口摂取量を増やしていくことができる。

⓬ 食物形態
安全においしく食べるための食物形態の工夫によって，経口摂取

の開始・維持・拡大ができる。

❽栄養
より安定した栄養状態は，心身の調和を図ることができ，疾病の予防や健康回復となる。

評価と支援サイクル

　対象者を生活者としてとらえ，心身を整えていくために，次に示すような流れに沿ってKTバランスチャートを活用していくとよい。
　評価点が低い項目についてはその状況で必要なケアの充実を図り，1点ずつでもステップアップできる方法を多職種で検討していく。評価点の高い項目は，対象者の"強み"として，内容を吟味しながら，維持や強化を意図したケアやリハビリテーションを継続する。
　チャートとして可視化することで，治療・ケア・リハビリテーションの改善目標の具現化ができ，チームの1人ひとりがなすべきことを明確にできる。
　ただし，本チャートは点数の上昇だけをみるものではない。例えば，がん，神経難病，終末期にある人などは，点数が下がる場合もあるため，その変化をもってアセスメントし，どのようなアプローチをすれば対象者のQOLにつながるかを検討する。加えて，その点数の背景にある状況をていねいにアセスメントすることが重要である。
　KTバランスチャートを用いた評価と支援のサイクルを図1に示す。

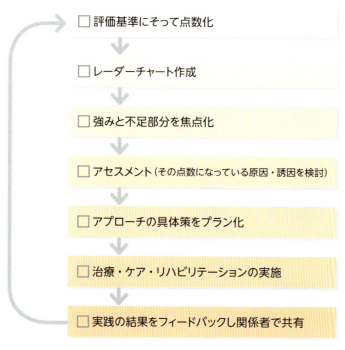

図1 KTバランスチャートによる評価と支援のサイクル

KTバランスチャートによる食支援の展開

1. 心身の医学的視点を整える

　全身状態，呼吸状態，口腔機能を整えたうえで，フィジカルアセスメントを行い，ベッドサイドスクリーニング評価を実施する。覚醒不良などで評価の実施が困難と判断した場合は，その原因を検討し，病状に応じた姿勢保持訓練，五感刺激による援助，視空間や身体認知へのアプローチ，環境調整などを関係者と協働で行い，早期に経口摂取が開始できるよう全身のコンディションを整える。また，食べる意欲を維持・向上できるための食事を提供する。

> **ポイント**
> （肺炎などの）治療，気道の浄化，呼吸機能や覚醒を高めるために身体を起こす，口腔衛生の向上を図り，唾液の誤嚥を回避して，早期に経口摂取を開始，食べる意欲を維持できるための食事内容の検討

2．摂食嚥下の機能的視点を整える

　摂食嚥下の機能的評価とアセスメントを行う。できるだけ，安全な方法，食物形態や量，介助法などを駆使して，経口摂取を開始したり，維持したりできるようにする。

　食事の開始に関しては，主にスクリーニング評価の評価点に応じて行う。顔面神経麻痺や舌下神経麻痺がある場合は，口腔周囲筋群のストレッチなど障害に応じた間接訓練や徒手的アシストを併用する。覚醒不良や認知機能の低下などの高次脳機能障害がある場合は，視覚情報に配慮した環境設定，脱感作療法など，症状に応じた方法を組み合わせ，認知機能を高めていく。

> **ポイント**
> 覚醒への援助，身体を起こした状態での五感刺激，視覚情報の提供，姿勢調整，摂食回数を増やす，口腔周囲筋の強化，嚥下筋群の強化，食事に集中できる環境調整

3．姿勢・活動的視点を整える

　姿勢の安定を図り，離床をうながす。活動性を高める。

　全身状態や呼吸状態の評価に応じて，早期離床を図り，呼吸，認知，活動性を高めつつ，食事動作を全介助から自力摂取へとステップアップさせる。

　テーブルや摂食用具を個別に応じて工夫する。

> **ポイント**
> 気道伸展位による唾液誤嚥を予防するための頸部前屈位やポジショニング，ベッドのギャッチアップ，安定した姿勢での離床時間の延長，座位耐久性向上，手を添えた捕食動作のセルフケア拡大，摂食用具やテーブルの検討，活動性を高めるリハビリ

4. 摂食状況・食物形態・栄養的視点からの段階的アプローチ

初回評価から継続的にモニタリングし，1～3日間で食べる意欲，全身状態，呼吸状態，摂食嚥下機能などに応じた食物形態や量の段階的ステップアップを行う。サルコペニアを予防し，良好な栄養状態を目指す。関係者は可能な限り，日々の昼食場面などで情報を共有することを推奨する。

> **ポイント**
> 食べる意欲，全身状態，呼吸状態，摂食嚥下機能などに応じた食物形態，色どり・味・香りなどおいしそうな食事の工夫，量・栄養素のステップアップや変更，段階的な食物形態のステップアップ，サルコペニア予防や改善

多職種で活用できる KT バランスチャート

KTバランスチャートの4つの側面は，各職種の専門性に沿って分けられているが，これは縦割り的なものではない。多職種が口腔ケアや姿勢調整，食事介助などに関与することで，口から安全に食べるには包括的なケアが必要だと体感することができる。それぞれの専門分野を超えた他領域にお互いがかかわることで，チームで取り組む強みが発揮される。まずは，誰もが評価できる第1次評価を行い，その結果に応じて必要時に専門家が第2次アセスメントを行い，専門的

介入を行ってチームで共有するとよい。

チームでのアプローチは，構成されているメンバーによって柔軟に行う。職種別の強みを発揮できるようにするが，とりわけ役割を決めすぎないほうがよい。特に，基本的な口腔ケア，姿勢調整，食事介助は，誰もが同レベルでできるような学習とスキルアップが求められる。

客観的に対象者の全体像が把握できることもKTバランスチャートの利点の1つである。摂食嚥下チームやNSTなどのカンファレンス，ミールラウンド，在宅支援チームなどで変化を共有することにより，アプローチの方向性と変化がみえてくる。

さらに，本チャートは視覚的に可視化できて理解しやすいため，入退院時の情報提供，地域連携共通ツール，対象者・家族への説明などの情報共有にも役立つ。図2のように，病院，施設，在宅どこでも利用でき，情報共有できる有用なツールである。

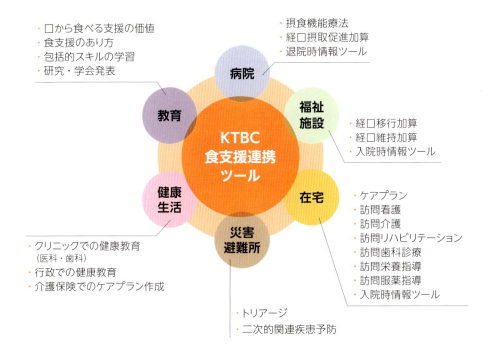

図2 KTBC使用による食支援連携ツールの使用例

評価基準一覧

❶ 食べる意欲

評価	内容
1	促しや援助しても食べようとしない
2	促しや援助で少し食べる
3	促しや援助で半量食べる
4	促しや援助でほとんど食べる
5	介助の有無に関わらず食べようとする，食べたいと意思表示する

❷ 全身状態

評価	内容
1	[全般] 発熱があり，意識レベルは不良
2	[急性期] 何らかの急性疾患による発熱はあるが 37.5℃以下に解熱するときがある。もしくは意識レベルが概ね良好 [回復期・生活期] 発熱があり，たびたび治療が必要となる
3	[急性期] 3 日以上 37.5℃以下で意識状態が概ね良好 [回復期・生活期] 1 か月に 1-2 回 37.5℃以上の発熱があり，治療を要することがある
4	[急性期] 7 日以上発熱はなく，意識レベルは概ね良好 [回復期・生活期] 1 か月に 1-2 回 37.5℃以上の発熱があるが，とくに治療をしなくても解熱する
5	発熱はなく，意識レベルは良好

❸ 呼吸状態

評価	内容
1	絶えず痰貯留があり，1 日 10 回以上の吸引が必要
2	痰貯留があり，1 日 5-9 回の吸引が必要
3	痰貯留があり，1 日 5 回未満の吸引が必要
4	痰貯留があるが，自力で喀出が可能
5	痰貯留や湿性嗄声がない

❹ 口腔状態

評価	内容
1	口腔衛生が著しく不良で，歯や義歯に歯科治療が必要
2	口腔衛生が不良で，歯や義歯に歯科治療が必要
3	口腔衛生は改善しているが，歯や義歯の治療は必要
4	口腔衛生は良好だが，歯や義歯の治療は必要
5	口腔衛生は良好で，歯や義歯の治療は必要としない

❺ 認知機能（食事中）

評価	内容
1	食事中の認知機能が著しく低く，覚醒レベルも低く，全介助が必要
2	食事中の認知機能が低く，全介助が必要
3	食事中の認知機能が低く，一部介助が必要
4	食事中の認知機能は概ね保たれているが，介助を必要とすることがある
5	食事中の認知機能は良好で，介助なしで食事摂取可能

❻ 咀嚼・送り込み

評価	内容
1	食べるための口・舌・頬・あごの動きのすべてがかなり困難
2	食べるための口・舌・頬・あごの動きのいずれかがかなり困難
3	食べるための口・舌・頬・あごの動きのいずれかが困難だが，何らかの対処法で対応できる
4	食べるための口・舌・頬・あごの動きのいずれも概ね良好
5	食べるための口・舌・頬・あごの動きのすべてが良好

❼ 嚥下

評価	内容
1	嚥下できない,頻回のむせ,呼吸促迫,重度の誤嚥
2	嚥下は可能だが,むせや咽頭残留,呼吸変化を伴う
3	嚥下は可能だが,むせ・咽頭残留・複数回嚥下・湿性嗄声のいずれかを伴うが,呼吸変化はなし
4	嚥下可能で,むせはない,咽頭残留はあるかもしれないが,処理可能,良好な呼吸
5	嚥下可能で,むせ・咽頭残留はなく,良好な呼吸

❽ 姿勢・耐久性

評価	内容
1	ベッド上で食事の姿勢保持が困難,あるいはベッド上ですべての食事をしている
2	リクライニング車いすで食事の姿勢保持が困難で,かなりの介助が必要
3	介助によりリクライニング車いすで食事の姿勢保持が可能
4	介助により普通型車いすで食事の姿勢保持が可能
5	介助なしで普通の椅子で食事の姿勢保持が可能

❾ 食事動作

評価	内容
1	すべての食物を皿から自分の口に運び,咀嚼嚥下する食事動作に相当の介助が必要。自力では食事動作の25%未満しかできない,あるいは経管栄養
2	介助が必要。自力で食事動作の25%以上50%未満を行う
3	一部介助が必要。自力で食事動作の50%以上を行う
4	食事動作に間接的な介助のみ(準備や見守り)が必要で,自立している。(食事時間が長くかかる症例も含める)
5	食事動作が完全に自立している。(自助具を使用する場合も含む)

❿ 活動

評価	内容
1	寝たきり，ベッドからの移乗・トイレ・食事・更衣などすべてに介助が必要
2	介助で車いすへの移乗が可能で，ベッドから離れて食事が可能だが，めったに外出はしない
3	介助で車いすへの移乗が可能で，ベッドから離れて食事が可能。さらに介助でよく外出する
4	自力で車いすへの移乗が可能で，ベッドから離れて食事が可能だが，めったに外出はしない
5	自力で車いすへの移乗が可能で，ベッドから離れて食事が可能。1人で外出が可能，あるいは介助でよく外出する

⓫ 摂食状況レベル

評価	内容
1	人工栄養のみ，もしくは間接嚥下訓練のみ
2	少量の経口摂取は可能（直接嚥下訓練含む）だが，主に人工栄養に依存
3	半分以上が経口摂取で，補助的に人工栄養を使用
4	形態を変えた食事や飲料を経口摂取，人工栄養は使用しない
5	形態を変えずに食事や飲料を経口摂取，人工栄養は使用しない

⓬ 食物形態

評価	内容
1	口からはなにも食べていない
2	ゼリーやムース食を主に食べる
3	ペースト食を主に食べる
4	咀嚼食を主に食べる
5	普通食を主に食べる

⑬栄養

評価	内容
1	栄養状態がとても悪い
2	栄養状態が悪い
3	栄養状態が悪くない
4	栄養状態が良い
5	栄養状態がとても良い

[栄養補助診断基準] 3か月の体重減少の有無とBMIで総合評価する。

3か月の体重変化
体重減少 5%以上
0点
体重減少 3%以上 5%未満
1点
体重減少 3%未満 or 不明
2点
体重減少なし
3点

BMI
BMI 18.5 未満, 不明
0点
BMI 18.5-20,
BMI 30 以上
1点
BMI 20.1-29.9
2点

総点数
評価 1：合計 0 点, 1 点
栄養状態がとても悪い

評価 2：合計 2 点
栄養状態が悪い

評価 3：合計 3 点
栄養状態が悪くない

評価 4：合計 4 点
栄養状態が良い

評価 5：合計 5 点
栄養状態がとても良い

(参考)
・体重減少率（%）＝（通常体重 kg －現在体重 kg）／通常体重 kg × 100
・BMI ＝ 体重 kg ÷（身長 m × 身長 m）

●各項目の評価点数を入力するとレーダーチャートを作成できるファイルが医学書院Webサイトの本書のページ（http://www.igaku-shoin.co.jp/prd/03619/）よりダウンロードできます。ご活用ください。

評価シートとチャート

1. 評価シート

項目	評価点数	観察・アセスメント
❶ 食べる意欲		
❷ 全身状態		
❸ 呼吸状態		
❹ 口腔状態		
❺ 認知機能（食事中）		
❻ 咀嚼・送り込み		
❼ 嚥下		
❽ 姿勢・耐久性		
❾ 食事動作		
❿ 活動		
⓫ 摂食状況レベル		
⓬ 食物形態		
⓭ 栄養		

2. レーダーチャート

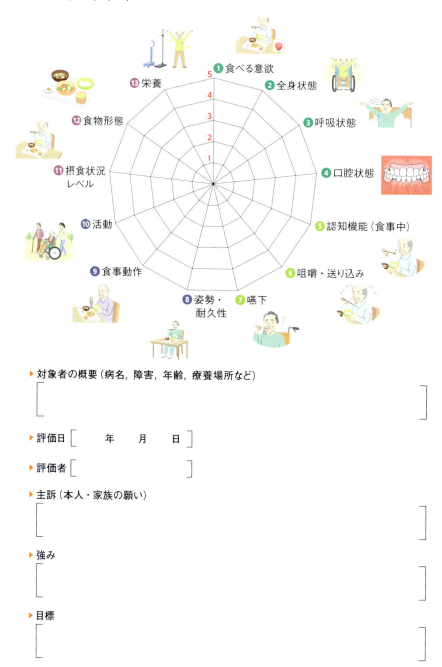

▶ 対象者の概要（病名，障害，年齢，療養場所など）
[　　　　　　　　　　　　　　　　　　　　　　　　　　　　　　　　]

▶ 評価日 [　　　年　　　月　　　日　]

▶ 評価者 [　　　　　　　　　]

▶ 主訴（本人・家族の願い）
[　　　　　　　　　　　　　　　　　　　　　　　　　　　　　　　　]

▶ 強み
[　　　　　　　　　　　　　　　　　　　　　　　　　　　　　　　　]

▶ 目標
[　　　　　　　　　　　　　　　　　　　　　　　　　　　　　　　　]

多職種チーム3つの概念

　食支援や誤嚥性肺炎のケアには，多職種でのかかわりが欠かせない。多職種で取り組むことによって，新たな価値や思いもよらぬ打開策などが得られることもある。また，多面的ケアが相乗的に効果を発揮するか否かは，多職種チームのあり方次第である。

　多職種チームには，
- ❶ multi-disciplinary チーム
- ❷ inter-disciplinary チーム
- ❸ trans-disciplinary チーム

という3つの概念がある。

　❶は，各個人が専門職として非常に高いプロ意識をもち，自分の役割を100%果たすエキスパート集団である。救急医療の現場などで活躍する。

　❷は，それぞれが職種を超えて意見を言い合えるチームである。成熟したこのチームでは，生産的で効率的なカンファレンスを行うことができる。

　❸は，職種を超えて足りないものを補えるチームであり，言い換えるならば，代替がきくチームといってもよい。

　食支援を行ううえでは，この3つのチームすべてのエッセンスが重要である。プロ意識を高くもち，質の高いディスカッションができ，互いに補完し合える組織づくりをめざしたいものである。

(前田圭介：誤嚥性肺炎の予防とケア─7つの多面的アプローチをはじめよう. p.130, 医学書院, 2017. より抜粋，一部改変)

# 第2章

KTバランスチャートの評価基準と観察ポイント・支援スキル

1 ▸▸ 食べる意欲

食欲低下は，種々の要因によってもたらされ，全身状態の悪化，低栄養，脱水，不活動，うつ状態，免疫機能低下，などを引き起こす。食べる意欲は，その他の12項目への影響が大きいことを念頭においた援助を行う。

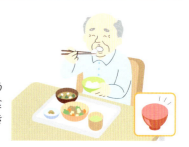

評価基準

評価	内容
1	促しや援助しても食べようとしない
2	促しや援助で少し食べる
3	促しや援助で半量食べる
4	促しや援助でほとんど食べる
5	介助の有無に関わらず食べようとする，食べたいと意思表示する

観察・アセスメントのポイント

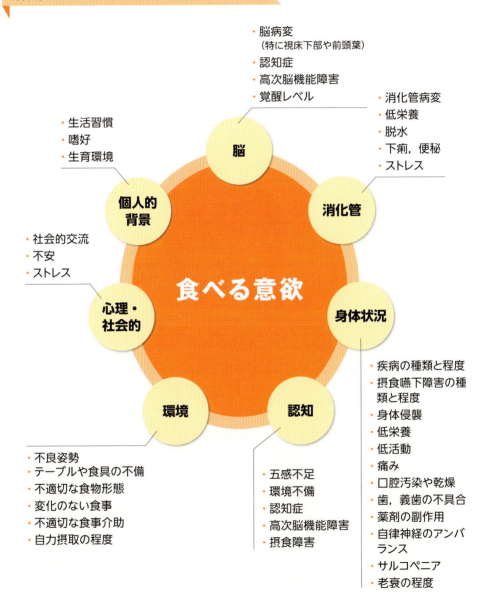

☑ 支援スキルのポイント

- ☐ 食べる意欲が低下している原因・誘因を多面的に検討する
- ☐ 痛みがあれば緩和する
- ☐ 食欲低下を引き起こしている薬剤を減らすよう検討する
- ☐ 口腔状態を良好にする
- ☐ 頸部前屈位の安定した姿勢に留意する
- ☐ 好物を食べてもらう
- ☐ 食欲がわくような味・匂い・彩り・盛り付けを考慮する
- ☐ 単一でボリュームの多い食事を出さない
- ☐ ドロドロのとろみをつけない（特に水分）
- ☐ 身体活動性を高める
- ☐ 摂食環境を快適な状態にする
- ☐ 安全で苦痛を与えないような食事介助をする
- ☐ 安全に留意して自分でできるだけ食べられるよう工夫する
- ☐ 入院中，施設入所の場合，家族との食事の団らんを図る

段階的な摂食ステップアップの進め方

次の基準をもとに，摂食開始が可能かどうかを見きわめ，段階的に食物形態や内容をステップアップしていく。

〈 ステップアップ基準 〉
- 2日以上 37.5℃以上の発熱がない
- 気道分泌物が減少している（酸素化改善）
- 意識レベルが改善している
- 摂食量が8割以上である
- 離床が進んでいる

また，次のような状態にある場合には，食事の中止（中断）を検討する。

〈 食事中止（中断）基準 〉
- 全身状態が重篤
- 呼吸器感染症による発熱が38℃以上，2日以上
- 痰がらみが増え，むせが強い
- 呼吸状態の悪化
- 検査で呼吸器系の病状が悪化

※再開時は総合的判断のもと，スクリーニングテストで再評価

〈 経口摂取の開始を見合わせたほうがよい場合 〉
- 高熱に伴う意識障害
- 意識障害が高度で，食物認知に配慮したアプローチを行っても食物を視覚，聴覚，触覚等の五感で認知できない
- 頻回に嘔吐する
- 口腔ケア中でも酸素化が悪化する
- 呼吸回数30回/分以上の呼吸促迫
- 嚥下反射がまったく惹起できない

2 ▸ 全身状態

発熱や意識状態に着目し,全身状態を評価する。発熱は全身の炎症反応を反映し,意識状態の悪化は咽頭や気道の感度に影響する。また,発熱や意識状態は微小誤嚥と関連があり,経口摂取を進めるうえで評価が必要である。

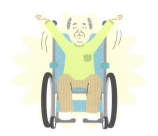

評価基準

評価	内容
1	[全般] 発熱があり,意識レベルは不良
2	[急性期] 何らかの急性疾患による発熱はあるが 37.5℃以下に解熱するときがある。もしくは意識レベルが概ね良好 [回復期・生活期] 発熱があり,たびたび治療が必要となる
3	[急性期] 3日以上 37.5℃以下で意識状態が概ね良好 [回復期・生活期] 1か月に 1-2回 37.5℃以上の発熱があり,治療を要することがある
4	[急性期] 7日以上発熱はなく,意識レベルは概ね良好 [回復期・生活期] 1か月に 1-2回 37.5℃以上の発熱があるが,とくに治療をしなくても解熱する
5	発熱はなく,意識レベルは良好

観察・アセスメントのポイント

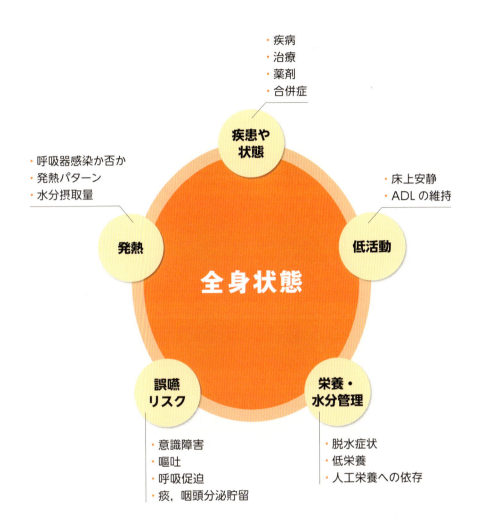

☑ 支援スキルのポイント

- □ 全身状態が不良となっている原因・誘因を多面的に検討する
- □ 続発する呼吸器感染症を予防するために口腔ケアを強化する
- □ 食事中以外でも，唾液嚥下をしやすくするために頸部前屈位をとる
- □ 体温が37.5℃以下，意識レベルが概ね良好なときがあれば，スクリーニング評価を行い，経口摂取の開始を行う
- □ 日中の起床（上体を起こしてすごす），早期離床を計画する
- □ 栄養評価と栄養量確保に努める
- □ サルコペニア対策を講じる

意識レベルの評価スケール
Japan Coma Scale (JCS)

Ⅲ. 刺激をしても覚醒しない状態（3桁の点数で表現）
(deep coma, coma, semicoma)

- 300. 痛み刺激に全く反応しない
- 200. 痛み刺激で少し手足を動かしたり顔をしかめる
- 100. 痛み刺激に対し，払いのけるような動作をする

Ⅱ. 刺激すると覚醒する状態（2桁の点数で表現）
(stupor, lethargy, hypersomnia, somnolence, drowsiness)

- 30. 痛み刺激を加えつつ呼びかけを繰り返すと辛うじて開眼する
- 20. 大きな声または体を揺さぶることにより開眼する
- 10. 普通の呼びかけで容易に開眼する

Ⅰ. 刺激しないでも覚醒している状態（1桁の点数で表現）
(delirium, confusion, senselessness)

- 3. 自分の名前，生年月日が言えない
- 2. 見当識障害がある
- 1. 意識清明とは言えない

注）R：Restlessness（不穏），I：Incontinence（失禁），A：Apallic state または Akinetic mutism
たとえば30Rまたは30不穏とか，20Iまたは20失禁として表す。

〔太田富雄, 和賀志郎, 半田肇, 他：急性期意識障害の新しいgradingとその表現法.（いわゆる3-3-9度方式）. 第3回脳卒中の外科研究会講演集, pp.61-69, 1975〕

3 ▸ 呼吸状態

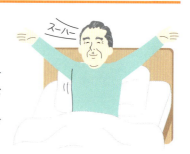

咽頭の痰貯留に着目して呼吸状態を判定する。食べる機能に問題がある方は、飲み込む（嚥下する）ことが不完全で、咽頭に食物や痰、唾液などの分泌物が溜まる症状を呈するときがある。

評価基準

評価	内容	
1	絶えず痰貯留があり、1日10回以上の吸引が必要	1日10回以上
2	痰貯留があり、1日5-9回の吸引が必要	5〜9回/日
3	痰貯留があり、1日5回未満の吸引が必要	1日5回未満
4	痰貯留があるが、自力で喀出が可能	ゴホッ
5	痰貯留や湿性嗄声がない	スーハー

観察・アセスメントのポイント

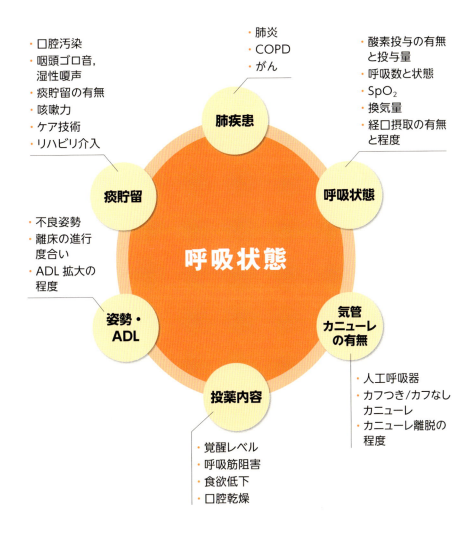

☑ 支援スキルのポイント

- ☐ 呼吸状態が不良となっている原因・誘因を多面的に検討する
- ☐ 吸引だけに頼らない
- ☐ 口腔ケア・咽頭ケアを充実させる
- ☐ 体位排痰，水分調整，離床を計画する
- ☐ 末梢気道からの痰排出を促す
- ☐ 咳嗽力を強化する訓練を個別に検討する
- ☐ 起床（上体を起こしてすごす）して呼吸を楽にする
- ☐ 過度な安静を避ける
- ☐ 経口摂取することで咽頭のクリアランスが向上できる可能性を検討する
- ☐ 不要な薬剤が投与されていないか検討する
- ☐ もともとの活動性やADLを評価し，ゴールを設定する

摂食嚥下機能のスクリーニング評価の実施基準

〈 スクリーニング評価の実施基準 〉
- 意識レベルがJCSでⅡ-10，Ⅰ桁，クリア（意識清明で，聴覚・視覚・触覚を誘導）
- 口腔内の汚染がない（口腔ケアの実施）
- 気道のクリアランスが概ね良好（吸引併用）
- 姿勢の安定（基本は枕などを利用し，リクライニング角度30〜45度程度の重力位とする）
- バイタルサインの安定（37.5℃以下）
- 重篤な症状がない

※ 医師の指示がある場合には，上記基準にかかわらず，総合的に判断し，必要なスクリーニング評価を実施する。

評価を行う前には，次のような点に留意しながらケアを行う。

〈 評価前のケアと留意点 〉
- 全身状態の安定
- 気道のクリアランス改善（喉や鼻の通りをよくする）
- 胸郭の動きを強化し，咳反射を高めておく
- 覚醒を促し，認知機能を高める
- 口腔ケアと口腔周囲筋群の運動を行う
- 唾液の分泌を良好にし，嚥下運動が誘発できる環境づくり
- 安楽で安定した姿勢を整える

4 ▶ 口腔状態

口から食べるためには，口腔の衛生管理を外すことはできない。口腔状態が不良な方は，咽頭や喉頭の粘膜の状態も同様に不良であることが考えられる。本項目では，口腔状態と歯科治療の必要性の有無を主観的に吟味する。

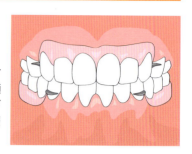

評価基準

評価	内容
1	口腔衛生が著しく不良で，歯や義歯に歯科治療が必要
2	口腔衛生が不良で，歯や義歯に歯科治療が必要
3	口腔衛生は改善しているが，歯や義歯の治療は必要
4	口腔衛生は良好だが，歯や義歯の治療は必要
5	口腔衛生は良好で，歯や義歯の治療は必要としない

観察・アセスメントのポイント

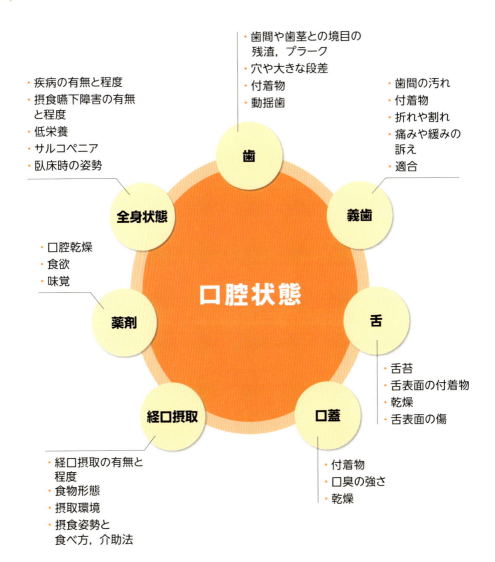

☑ 支援スキルのポイント

- □ 口腔状態を不良にしている原因・誘因を多面的に検討する
- □ 義歯の適合を評価し，必要があれば歯科につなぐ
- □ 治療を要する歯がないか観察し，必要があれば歯科につなぐ
- □ 舌と口腔内全体の粘膜を評価し，清掃と保清に努める
- □ 舌の可動域や舌の力の向上を目指す
- □ 唾液量減少をきたす薬剤や，脱水の有無をみて対処する
- □ 禁食は口腔状態を悪化させる要因なので避ける
- □ 必要時嚥下体操を導入する
- □ 栄養状態を検討する
- □ 臥床時・摂食時の姿勢を改善する
- □ できるだけ咀嚼ができる口腔環境を整える

口腔ケアと禁食がもたらす影響

〈 口腔ケアの構成要素 〉

　口腔ケアは，口腔保清（口の中を清潔に保つ）と，機能的口腔ケア（口腔リハビリテーション）の2つの要素で構成される。2つの要素の相乗効果によって，口腔内の細菌環境が改善され，摂食嚥下機能が改善される。

```
 口腔保清            相乗効果         機能的口腔ケア
口腔内の細菌数減少              口腔運動機能の改善・維持
歯周病予防と治療                唾液腺機能の改善・維持
              ↓
         細菌環境の改善
       摂食嚥下機能の改善
```

〈 禁食 〉

　一時的に経口摂取を禁止されている状態を，禁食という。禁食中は，唾液の分泌量が減少し，口腔内が乾燥するだけでなく，細菌環境が悪化する。加えて，食べるという感覚からの求心性刺激が低下することで，中枢神経活動が減少し，廃用が進行する。できる限り禁食を回避し，経口摂取への段階的なステップアップが望まれる。

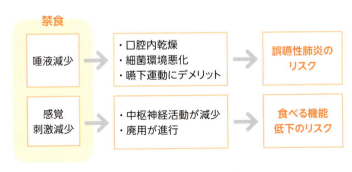

5 ▸▸ 認知機能（食事中）

食事時間であることやお皿の上の食物，口の中に入った食物をそれぞれ認知し，食べる行為を遂行する，これら全体を「食事中の認知機能」と表現している。「9.食事動作」とは分けて評価する。

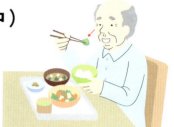

評価基準

評価	内容
1	食事中の認知機能が著しく低く，覚醒レベルも低く，全介助が必要
2	食事中の認知機能が低く，全介助が必要
3	食事中の認知機能が低く，一部介助が必要
4	食事中の認知機能は概ね保たれているが，介助を必要とすることがある
5	食事中の認知機能は良好で，介助なしで食事摂取可能

観察・アセスメントのポイント

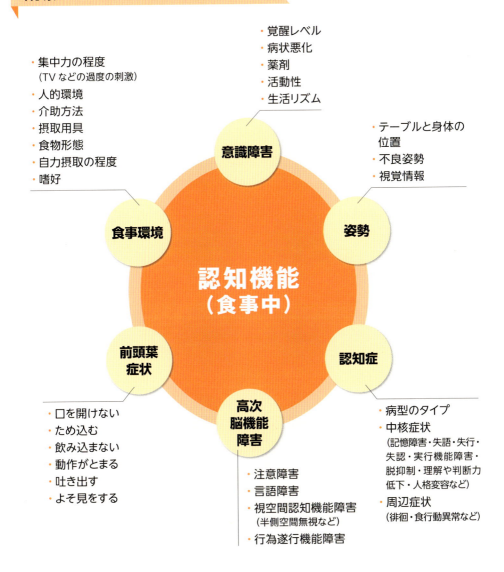

☑ 支援スキルのポイント

- ☐ 認知機能が低下している原因・誘因を多面的に検討する
- ☐ 食事に集中できる静かな環境調整をする
- ☐ 食事中はテレビやラジオを消す
- ☐ 頭部・頸部・上肢・体幹・骨盤・下肢・足底が安定した姿勢に留意する
- ☐ 五感を活用できる食事環境を提供する（特に視覚，味覚，嗅覚，触覚の活用）
- ☐ 認知症，失語症，半側空間無視，失行などの認知機能に応じた対応をする
- ☐ 前頭葉症状で口唇周囲の緊張が強く開口できない場合は，お椀の蓋にとろみのついた液体（中間のとろみ程度）を入れて直接すすらせる。その時あごが上がらないように注意する。
- ☐ 集中力を低下させるので，誤嚥を引き起こすようなおしゃべりをしない
- ☐ 言葉かけなど過度な刺激をしないようにする
- ☐ できるだけ手や道具を使えるようにアプローチする
- ☐ 嗜好に合った食事を提供する

評価者によるスコアの違い

　KT バランスチャート（KTBC）は，主観的評価スケールを多く含んでいる。主観的評価のため，客観的なものと異なり，評価する人（検者）によって若干の相違が生じる。これはすべての主観的ツールにも同様にいえることである。

　はたして，検者による相違は問題となるだろうか？ KTBC についていえば，検者による相違は特に問題視する必要はない。多面的で包括的な評価であることが，食支援をするうえでは最も重要である。KTBC は，包括的な視点で，検者による相違が最小であることやツールとして多面的評価ができていることが証明されている。1 つひとつの項目のわずかな違いに気をとられすぎて，多面的・包括的ケアをし損ねることがないよう注意する必要がある。

［参考文献］
・Maeda K, Shamoto H, Wakabayashi H, et al：Reliability and Validity of a Simplified Comprehensive Assessment Tool for Feeding Support：Kuchi-Kara Taberu Index. Journal of the American Geriatrics Society 64（12）：e248-e252, 2016.

（前田圭介：誤嚥性肺炎の予防とケア―7 つの多面的アプローチをはじめよう．p.130, 医学書院，2017. より抜粋，一部改変）

6 ▶ 咀嚼・送り込み

咀嚼とは，口の中の食物を飲み込めるように準備する一連の運動を指し，あごだけでなく口・舌や頬・唾液分泌もかかわる。送り込みは，食物を口の中から喉（咽頭）へ運ぶ動きを指し，口・舌や頬・下顎の協調運動で成り立つ。

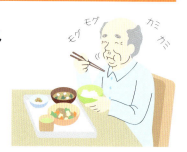

評価基準

評価	内容
1	食べるための口・舌・頬・あごの動きのすべてがかなり困難
2	食べるための口・舌・頬・あごの動きのいずれかがかなり困難
3	食べるための口・舌・頬・あごの動きのいずれかが困難だが，何らかの対処法で対応できる
4	食べるための口・舌・頬・あごの動きのいずれも概ね良好
5	食べるための口・舌・頬・あごの動きのすべてが良好

観察・アセスメントのポイント

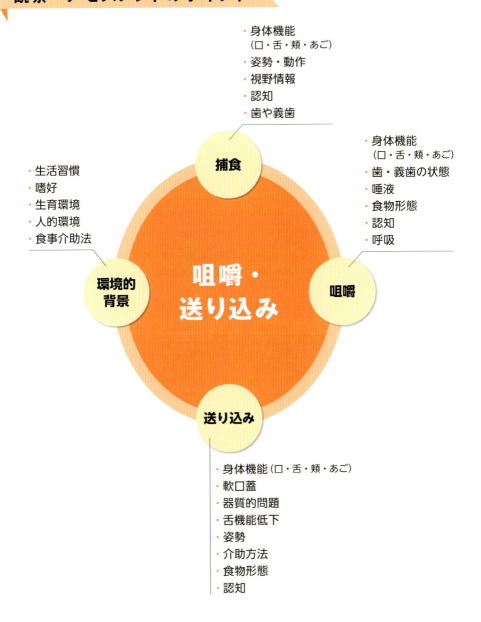

☑ 支援スキルのポイント

- ☐ 咀嚼・送り込みが低下している原因・誘因を多面的に検討する
- ☐ 姿勢調整，食物形態，介助方法，歯科治療などを総合的に組み合わせて対応する
- ☐ 頭部・頸部・上肢・体幹・骨盤・下肢・足底が安定した姿勢に留意する
- ☐ 口唇閉鎖や舌運動など不足な部分を補助する
- ☐ 必要に応じて咀嚼力が向上できるように飴をなめたり，ガーゼやガムをかんだりといった訓練を併用する
- ☐ 必要に応じて咀嚼力を高めるための歯科治療（義歯や舌摂食補助床など）を行う
- ☐ 食べる意欲，全身状態，摂食嚥下機能に応じて，段階的な食物形態のステップアップを行う
- ☐ 安全で安心な食事環境を提供する
- ☐ 食欲が増すような食事を提供する

摂食嚥下機能のスクリーニング評価法
フードテスト

　摂食嚥下機能のスクリーニング評価法のうち，実際に食品（ゼリー）を用いる手法が，フードテストである。

フードテスト（Food Test：FT）
　4g程度のゼリーを摂取し，咽頭への送り込み，嚥下反射惹起までの時間，むせの有無，口腔内や咽頭残留の有無や程度，残留部位を観察する。

　その後，反復嚥下を2回行って，評価基準4点以上ならばテストを2回繰り返し，最も悪いものを評価点とする。残留がある場合は，自力で処理ができるかどうかも観察する。

《 評価基準 》
　1：嚥下なし，むせる，あるいは呼吸切迫
　2：嚥下あり，呼吸切迫
　3：嚥下あり，呼吸良好，むせる，あるいは湿性嗄声，
　　　口腔内残留は中等度
　4：嚥下あり，呼吸良好，むせない，口腔内残留ほぼなし
　5：4に加え，反復嚥下が30秒以内に2回可能

※3点以上であれば，安全性に留意し，直接的な食物での経口摂取を開始する。

7 ▸ 嚥下

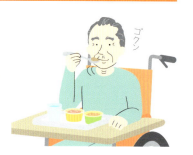

嚥下とは，食べるプロセスのうち「ゴクン」と飲み込む瞬間の動作をいう。提供している食事で嚥下運動ができるかどうか，その結果としてむせや咽頭残留（喉に貯留），呼吸状態の変化があるかどうかという点を観察する。

評価基準

評価	内容
1	嚥下できない，頻回のむせ，呼吸促迫，重度の誤嚥
2	嚥下は可能だが，むせや咽頭残留，呼吸変化を伴う
3	嚥下は可能だが，むせ・咽頭残留・複数回嚥下・湿性嗄声のいずれかを伴うが，呼吸変化はなし
4	嚥下可能で，むせはない，咽頭残留はあるかもしれないが，処理可能，良好な呼吸
5	嚥下可能で，むせ・咽頭残留はなく，良好な呼吸

観察・アセスメントのポイント

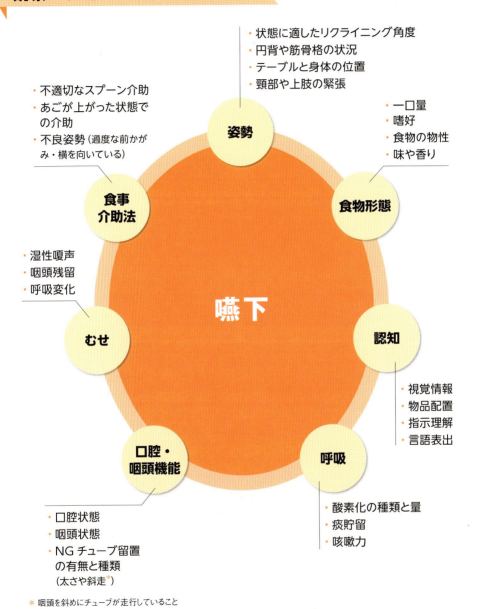

※ 咽頭を斜めにチューブが走行していること

☑ 支援スキルのポイント

- ☐ 嚥下機能が低下している原因・誘因を多面的に検討する
- ☐ 覚醒や呼吸状態，口腔状態を良好にする
- ☐ 間接訓練と直接訓練を適切に組み合わせる
- ☐ 五感を活用した摂食環境を提供する（特に視覚，味覚，嗅覚の活用）
- ☐ フードテストや改訂水飲みテストなどでスクリーニング評価を行う
- ☐ 咀嚼・送り込み・嚥下機能に応じた姿勢調整に留意する
- ☐ 食物形態を調整する（クラッシュゼリーや刻み食はむせや誤嚥を引き起こしやすいため避ける）
- ☐ 嚥下機能に応じたスプーン操作を行う（カレースプーンはすするため使用しない）
- ☐ 食べる意欲，全身状態，摂食嚥下機能に応じて，段階的な食物形態，量，回数のステップアップを行う
- ☐ 誤嚥を予防するための安全な介助方法に留意する（あごが上がらないよう斜め下からのスプーン操作など）
- ☐ 安全で機能回復に応じた摂取方法の指導をする
- ☐ 経鼻胃管の長期留置を検討する（太いチューブの留置，斜走は嚥下運動を阻害する）
- ☐ 嚥下造影（VF）や嚥下内視鏡（VE）検査時には特に姿勢，介助法に留意し，良好な機能を発揮できるようにする

摂食嚥下機能のスクリーニング評価法 改訂水飲みテスト

　摂食嚥下機能のスクリーニング評価の方法には，いくつかの方法がある。ここでは，改訂水飲みテストについて紹介する。

改訂水飲みテスト (modified water swallow test：MWST)

❶ 冷水 3 mL をシリンジまたは小スプーンで口腔底に注ぎ，嚥下を促す。

❷ その後，反復嚥下 (唾液を飲む) を 2 回促す。

❸ 「あー」「えー」などと発声してもらい，湿性嗄声 (ガラガラ声) の有無を評価する。

❹ 口腔内保持力，送り込み，嚥下反射惹起，喉頭挙上，むせの有無，咽頭残留の有無や程度などを評価する。

　評価基準が 4 点以上ならば，テストをあと 2 回繰り返し，最も悪い場合を評価点とする。

《 評価基準 》

　　1：嚥下なし，むせる，あるいは呼吸切迫

　　2：嚥下あり，呼吸切迫

　　3：嚥下あり，呼吸良好，むせる，あるいは湿性嗄声

　　4：嚥下あり，呼吸良好，むせない

　　5：4 に加えて，反復嚥下が 30 秒以内に 2 回可能

　※ 3 点以上であれば，安全性に留意して，直接的な食物での経口摂取を開始する。

8 ▸ 姿勢・耐久性

食事場面の姿勢は誤嚥リスクや摂食量に影響する。体幹・四肢の筋機能を，現在の食事姿勢に着目して評価する。耐久性とは，食事中に姿勢を保ち続けられるかどうかという視点での評価である。現在禁食中ならば，1点と評価する。

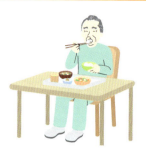

評価基準

評価	内容
1	ベッド上で食事の姿勢保持が困難，あるいはベッド上ですべての食事をしている
2	リクライニング車いすで食事の姿勢保持が困難で，かなりの介助が必要
3	介助によりリクライニング車いすで食事の姿勢保持が可能
4	介助により普通型車いすで食事の姿勢保持が可能
5	介助なしで普通の椅子で食事の姿勢保持が可能

観察・アセスメントのポイント

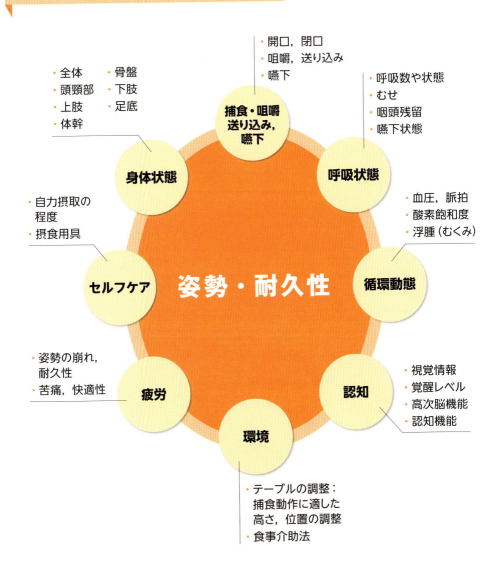

☑ 支援スキルのポイント

- ☐ 姿勢・耐久性が不良となっている原因・誘因を多面的に検討する
- ☐ 頭部・頸部・上肢・肩・背中・骨盤・下肢・足底が安定した姿勢に留意する
- ☐ 頭部・頸部・上肢・肩・背中・下肢・足底の安定を図る
- ☐ あごが上がらないように(オトガイから胸骨まで4横指程度になるように)注意する
- ☐ 上肢全体を腋窩中央線の高さで安定させる
- ☐ テーブルの高さは腋窩と臍の中間位として，身体とテーブルの距離は握りこぶし1個分程度とする
- ☐ リクライニングの高さが60度以上の場合は，テーブルと肘の高さが同じになるように調整する
- ☐ 上肢は肘もテーブルにのせるようにする
- ☐ 肘を浮かさなくてもスプーンのボウル部全体を舌上にのせることができるような高さに調整する
- ☐ 車いすの場合は座面に深くすわる
- ☐ 背中や座面のたわみ(ゆるみ)には，バスタオルなどをいれてすべり姿勢にならないように注意する
- ☐ ベッド上ではクッションを使って足底を安定させる。座位姿勢では，足底を床につける。届かない場合は足台を用意する
- ☐ 段階的な姿勢変化を行う

段階的なステップアップ：姿勢

　口から食べることを促進するためには，できるだけ離床した状態で食事摂取ができるよう調整を図っていくことが重要である。

ベッド上
(リクライニング角度 30 度)

ベッド上
(リクライニング角度 45 度)

ベッド上
(リクライニング角度 60 度)

リクライニング車いす
(リクライニング角度 60 度以上)

普通型車いす

椅子

　安定した姿勢保持のために枕やクッションなどを適宜活用しながら，上記のように段階的なステップアップを行っていく。

9 ▸ 食事動作

食器の上の食物を、食具（箸・スプーンなど）を使って口に運び、捕食し、口から食具を抜き去る動作と、食器の配置変更を含めた食具操作全般を指す。介助の必要量が全食事動作の何％くらいを占めるかを主観で判断し、評価する。

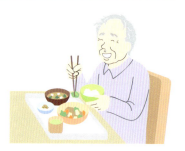

評価基準

評価	内容
1	すべての食物を皿から自分の口に運び、咀嚼嚥下する食事動作に相当の介助が必要。自力では食事動作の25％未満しかできない、あるいは経管栄養
2	介助が必要。自力で食事動作の25％以上50％未満を行う
3	一部介助が必要。自力で食事動作の50％以上を行う
4	食事動作に間接的な介助のみ（準備や見守り）が必要で、自立している。（食事時間が長くかかる症例も含める）
5	食事動作が完全に自立している。（自助具を使用する場合も含む）

観察・アセスメントのポイント

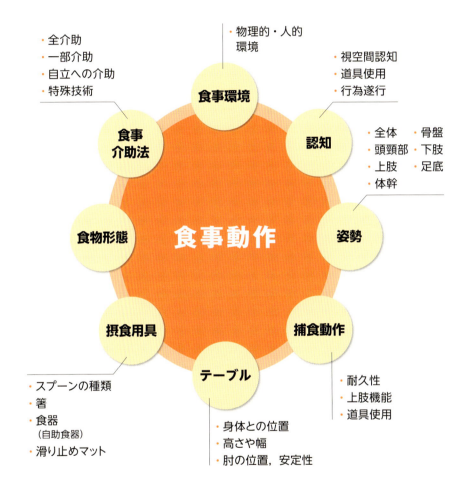

☑ 支援スキルのポイント

- ☐ 食事動作が自立していない原因・誘因を多面的に検討する
- ☐ 摂食嚥下機能に応じた姿勢調整を行う
- ☐ テーブルや摂食用具を調整する
- ☐ 美しく,安全に食べられるような人的・物理的環境調整を行う
- ☐ 滑り止めマットや,すくいやすい自助食器を検討する
- ☐ 五感をフル活用した食事介助を行う
- ☐ 個別の能力に応じた介助を段階的に行う
- ☐ 自力摂取できるように手を添えた介助を行う
- ☐ できるだけ箸操作ができるようにする
- ☐ 食物形態に応じた摂食用具を使い分けることができるようにする
- ☐ 外食や外出が図れるようにする

基本となる食事介助スキル

　安全で効果的な食事を提供するには，次の**基本スキル**がポイントとなる。

❶ 安全で集中力を高め，食欲を増す環境調整
- 摂食嚥下機能に応じた場所で，食事に集中できる静かな環境を選定する
- 心身のリラックスを促す

❷ 安定した姿勢
- [ベッド上の場合] 足底部の安定を図り，ずり落ちがないよう枕やクッションを用いて調整する
- [車いすや椅子の場合] 臀部（骨盤）が背もたれに隙間なく接するよう座面に深く座り，足底は床や足台に乗せる

❸ 食物の配置
- 介助を受ける人が斜め下45度に目を向けられる位置に食膳を配置する
- 介助者と介助を受ける人の顔・食物の配置角度は90度以内に

❹ テーブルや摂食用具の選定
- 両肘がゆったりと接地できる高さにテーブル位置を調整する
- 持ち手が長く，ボウル部が浅いタイプのスプーンを選ぶ

❺ 五感を活用した介助法
- 容器や摂食用具を持つ（触覚），食物を見る（視覚），匂う（嗅覚），何を食べるかを聞く（聴覚），味わう（味覚）といった感覚情報を最大限に活用した介助を行う

❻ 安全で効率的な食事介助
- スプーンは目線の斜め下45度の角度から挿入（鼻から下の位置で操作）
- ゼリー類はスプーンを舌の中央に置き，軽く圧刺激して口唇閉鎖を誘導する
- 咀嚼が必要なものは舌のやや手前に置き，「口を閉じてよく噛んでください」と指示する
- 口が閉じたことを確認した後，スプーンを上口唇に滑らせるように引き出す（このとき，あごが上がらないように注意する）

❼ セルフケア拡大
- 全介助から一部介助，自力摂取へと段階的にステップアップを図る

10 ▸ 活動

日常生活活動のなかでも,移乗,食事環境,外出に焦点を当てて活動レベルを評価する。活動量が増えることと食べる機能の改善や誤嚥性肺炎の減少は,密接にかかわっている。直近1日または数日間の活動を5段階基準に照らし合わせて点数を記録する。

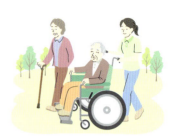

評価基準

評価	内容
1	寝たきり,ベッドからの移乗・トイレ・食事・更衣などすべてに介助が必要
2	介助で車いすへの移乗が可能で,ベッドから離れて食事が可能だが,めったに外出はしない
3	介助で車いすへの移乗が可能で,ベッドから離れて食事が可能。さらに介助でよく外出する
4	自力で車いすへの移乗が可能で,ベッドから離れて食事が可能だが,めったに外出はしない
5	自力で車いすへの移乗が可能で,ベッドから離れて食事が可能。1人で外出が可能,あるいは介助でよく外出する

観察・アセスメントのポイント

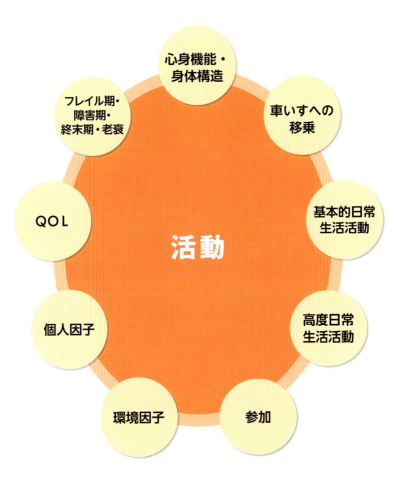

☑ 支援スキルのポイント

- ☐ 活動低下をきたしている原因・誘因を多面的に検討する
- ☐ 離床するためのケアプランを立て，実施する
- ☐ 座位の姿勢安定性，耐久性向上に向けたケアプランを立て，実施する
- ☐ マンパワーや他のケアとのスケジュール調整を行う
- ☐ 関節拘縮予防に努める
- ☐ 座位時間の延長，食事・排泄・整容などを極力離床して行う
- ☐ 立ち上がり，車いす移乗，歩行練習を行う
- ☐ イベント・行事などに参加し，心身の活動性を高める
- ☐ 外食や外出の機会を増やす

低栄養の判定

低栄養の判定には大きく2つの代表的な方法がある。

6項目判定法
- 食事量減少
- 体重減少傾向（経過）
- 筋肉量減少
- 皮下脂肪減少
- 浮腫あり
- 筋力低下（握力低下や歩行不能など）

上記6項目のうち，2項目以上陽性であれば，低栄養と判定する。

2ステップ判定法

[1st step] 低栄養スクリーニングツール（MNA-SF* や MUST**など）で"リスクあり"と判定

[2st step] ①BMI < 18.5 kg/m^2　もしくは
②体重減少傾向（経過）
　かつ　BMI < 22 kg/m^2（70歳以上）
　　　　BMI < 20 kg/m^2（70歳未満）

低栄養と判定

* MNA-SF：Mini Nutritional Assessment-Short Form
** MUST：Malnutrition Universal Screening Tool

［参考文献］
・前田圭介：誤嚥性肺炎の予防とケア―7つの多面的アプローチをはじめよう．pp.58-59, 医学書院, 2017.

11 ▸ 摂食状況レベル

摂食状況レベルの評価では，人工栄養*（代替栄養）が必要なのか，またその割合，嚥下調整食を摂取しているのかを検討し，数値化する。「摂食嚥下状況のレベル評価」[1]を参考に簡略化した KTBC 独自のスケールである。

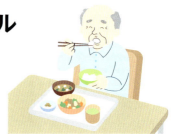

評価基準

評価	内容
1	人工栄養のみ，もしくは間接嚥下訓練のみ
2	少量の経口摂取は可能（直接嚥下訓練含む）だが，主に人工栄養に依存
3	半分以上が経口摂取で，補助的に人工栄養を使用
4	形態を変えた食事や飲料を経口摂取，人工栄養は使用しない
5	形態を変えずに食事や飲料を経口摂取，人工栄養は使用しない

＊人工栄養は，栄養投与目的の点滴・経管栄養を指す。

1) Kunieda K, Ohno T, Fujishima I, et al：Reliability and validity of a tool to measure the severity of dysphagia：the Food Intake LEVEL Scale. Journal of Pain and Symptom Management 46 (2)：201-206, 2013.

観察・アセスメントのポイント

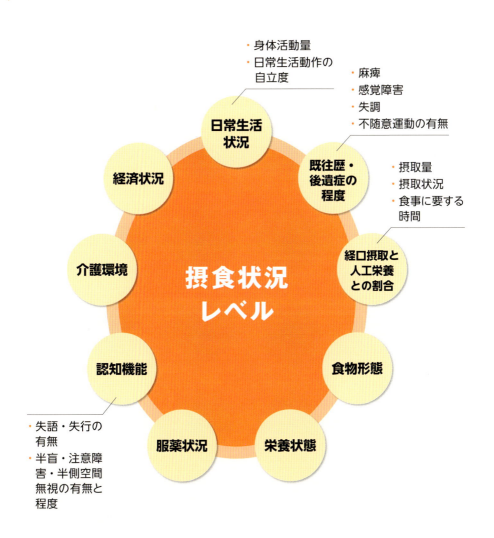

☑ 支援スキルのポイント

- ☐ 現在の摂食状況レベルとなっている原因・誘因を多面的に検討する
- ☐ 禁食中であれば，経口摂取を開始するための支援方法をチームで共有する
- ☐ 摂食訓練を覚醒状態がよい時間帯に行う
- ☐ 人工栄養のタイミングと経口摂取が重ならないように工夫する
- ☐ 食べる意欲，全身状態，摂食嚥下機能に応じて，段階的な食物形態，量，回数のステップアップを行う
- ☐ 離水に注意が必要な時は，市販されている嚥下に配慮された食品（品質が一定）を用いることを検討する
- ☐ 栄養補助食品を有効活用する（経済的負担が過度にならないよう留意する）
- ☐ 食事場面の姿勢や介助手技について，家族または介助者と確実な情報共有をする
- ☐ 栄養状態や摂食嚥下機能を定期的に評価する
- ☐ 活動レベルに見合った栄養量を確保する
- ☐ 人的・介護環境を検討し，対象者・家族のQOL向上を図る

さまざまな栄養補助食品

　少量でエネルギーやたんぱく質が取れる栄養補助食品がさまざまなメーカーから発売されている。
　補いたい栄養と，味の好みや嗜好に合わせて，これらの食品を有効活用していくとよい。

[脂質を中心とした エネルギー補給]

日清 MCT オイル
〔日清オイリオグループ（株）〕
40 kcal・たんぱく質 0 g
（小さじ 1 杯 5 mL あたり）

粉飴ムース
〔（株）H+B ライフサイエンス〕
160 kcal・たんぱく質 0 g
（1 個 58 g あたり）

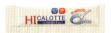

ハイカロッチ®
〔アイドゥ（株）〕
100 kcal・たんぱく質 1.8 g
（1 個 16.5 g あたり）

[たんぱく質を中心とした エネルギー補給]

エンジョイプロテイン
〔（株）クリニコ〕
18 kcal・たんぱく質 4.5 g
（5 g あたり）

エプリッチ
〔（株）フードケア〕
350 kcal・たんぱく質 12.1 g
（1 個 220 g あたり）

やわらか玉子豆腐
〔ハウス食品（株）〕
100 kcal・たんぱく質 6.0 g
（1 個 63 g あたり）

アイオールソフト
〔ニュートリー（株）〕
200 kcal・たんぱく質 8.2 g
（1 個 128 g あたり）

12 ▶ 食物形態

食支援促進ツールであるKTBCは，食物の形態についても評価する。経口摂取していない（1点）から噛みやすさ・飲み込みやすさの段階に応じて，普通食を食べる（5点）までの5段階評価である。

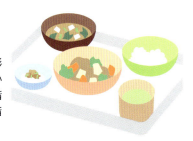

評価基準

評価	内容
1	口からはなにも食べていない
2	ゼリーやムース食を主に食べる
3	ペースト食を主に食べる
4	咀嚼食を主に食べる
5	普通食を主に食べる

観察・アセスメントのポイント

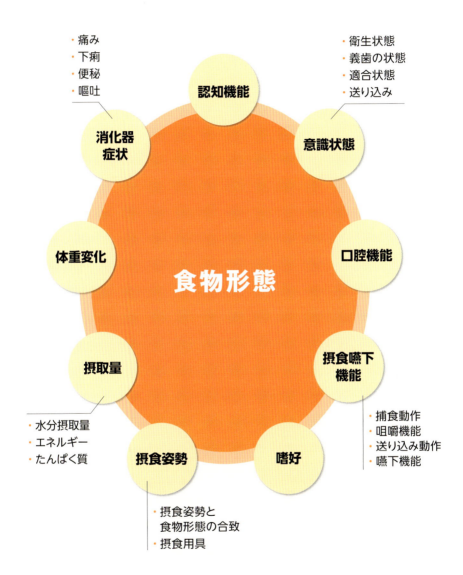

☑ 支援スキルのポイント

- ☐ 現在の食物形態となっている原因・誘因を多面的に検討する
- ☐ 摂食嚥下機能に応じた段階的食物形態のステップアップを行う
- ☐ 摂食姿勢に応じた食物形態とする(リクライニング角度が45度以下の正面重力位では,咀嚼品を提供しない)
- ☐ 咀嚼・送り込み機能向上のために,多面的アプローチを行う
- ☐ 咀嚼食を摂取できるために必要な歯や義歯の調整を行う
- ☐ 咀嚼力が向上できるようにリハビリ計画を立て,実施する
- ☐ 食べる能力に合わせた食物形態を提供できる体制を作る
- ☐ 食べる意欲や認知機能が高まるような食物形態に留意する
- ☐ 一律のドロドロした水分とろみを避ける(べとつきが強く,食欲低下や脱水となりやすい)

KTBC と各嚥下食分類との関連

評価基準	KTBC	嚥下調整食学会分類 2013	スマイルケア食の整合性	嚥下食ピラミッド, UDF*	咀嚼能力	主食区分	嚥下評価に基づいた特徴
2	0	**0j** お茶・果汁ゼリー	0	L0	咀嚼不要 スライスを丸呑み		・ゼリー化の際, 市販品であればエンゲリード® ・0j の次は1j
		0t お茶・果汁とろみ		L3 の一部	咀嚼不要		・お茶, 果汁にとろみをつける ・0t の次の段階は 2-1 となる
2	1	**1j** ゼリー・プリン状・ムース	1	L1〜L2 UDF 4	咀嚼不要	重湯, ミキサー粥のゼリー	・卵豆腐 ・ミキサーにかけ, すりつぶして再形成 ・プロッカZn®, エンジョイゼリー® などの栄養補助食品も含む
3	2	**2-1** ミキサー食 ピューレ ペースト	2	L3 UDF 4	咀嚼不要 送り込む能力 付着性に対応	とろみをつけた重湯 ミキサー粥（粒なし）	・完全にペースト状にする 離水防止に油脂類やとろみ剤等使用。いも類のでんぷん質を使用してもよい ・市販のヨーグルト, アイスクリーム
		2-2 2-1 より少し粗め	2			ミキサー粥（粒あり）	ミキサーにかけ, 粉砕して再形成するが, 多少粒が残る状態では 2-2 となる
3	3	**3** やわらか食 ソフト食	3	L3 UDF 3	押しつぶし能力以上	三・五・七分粥, 全粥	・あいーと® などを使用 ・再形成の必要なく, 煮込み料理等での対応可 ・調理したものにさらにゲル化剤を使用する ・三・五・七分粥は水分が多いため増粘剤にて調整必要
4	4	**4** 軟菜食・移行食	4	L4 UDF1・2		全粥・軟飯	・普通調理で咀嚼を必要とするが, やわらかく仕上げる。または, スチーム料理, 圧力鍋等利用して調理
5	5	普通食	5	L5		軟飯・米飯	普通食と同じ

＊UDF：ユニバーサルデザインフード
〔小山珠美（編）：口から食べる幸せをサポートする包括的スキル―KT バランスチャートの活用と支援（第2版）. p.81, 医学書院, 2017.〕

13 ▸ 栄養

KTBCの栄養評価は, Malnutrition Universal Screening Tool (MUST) という国際的な栄養スクリーニングツールに準拠している。体重変化と現体重をもとに算出したBody Mass Index (BMI) を用いてスコア化を行う。

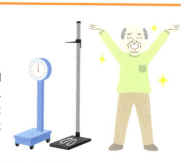

評価基準

評価	内容
1	栄養状態がとても悪い
2	栄養状態が悪い
3	栄養状態が悪くない
4	栄養状態が良い
5	栄養状態がとても良い

栄養補助診断基準

3か月の体重減少の有無とBMIで総合評価する。

3か月の体重変化
体重減少5%以上
0点

体重減少3%以上5%未満
1点

体重減少3%未満 or 不明
2点

体重減少なし
3点

BMI
BMI 18.5未満, 不明
0点

BMI 18.5-20, BMI 30以上
1点

BMI 20.1-29.9
2点

総点数
評価1：合計0点, 1点
栄養状態がとても悪い

評価2：合計2点
栄養状態が悪い

評価3：合計3点
栄養状態が悪くない

評価4：合計4点
栄養状態が良い

評価5：合計5点
栄養状態がとても良い

観察・アセスメントのポイント

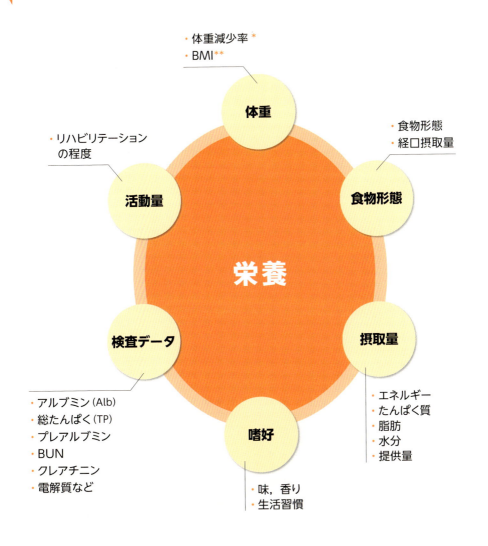

※ 体重減少率(%) = (通常体重kg − 現在体重kg) / 通常体重kg × 100
※※ BMI：体重kg ÷ (身長m × 身長m)

☑ 支援スキルのポイント

- ☐ 現在の栄養状態になっている原因・誘因を多面的に検討する
- ☐ 摂食量の目標を具体的に立てる
- ☐ エネルギーだけでなく，水分，たんぱく質量にも配慮する
- ☐ 栄養量確保に加え，活動量アップを計画し実行する
- ☐ 少量で高栄養な食品・食材を導入する
- ☐ 食欲が増すように，食事の彩り・味・温度に気を配る
- ☐ 多面的な食支援を徹底する
- ☐ 必要に応じて，経腸栄養の併用も検討する（チューブが入るため嚥下困難となり身体抑制にもつながるため，慎重に行う）

必要な栄養量の算出

　支援対象者が低栄養なのかどうかで，必要な栄養量は異なる。ここでは，低栄養の有無でわけた，栄養量の簡易基準について解説する（低栄養の判定は p.59 参照）。

〈 低栄養ではない場合 〉

　現状維持が目標となるため，現体重をもとに算出する。

> [簡易式] エネルギー ＝ 30 ×現体重 (kg)　kcal/ 日
> 　　　　たんぱく質 ＝ 1.0〜1.2 ×現体重 (kg)　g/ 日

〈 低栄養の場合 〉

　現状維持では栄養改善が見込めないため，理想体重 * をもとに算出する。

> [簡易式] エネルギー ＝ 30 ×理想体重 (kg)　kcal/ 日
> 　　　　たんぱく質 ＝ 1.0〜1.2 ×理想体重 (kg)　g/ 日

　ただし，BMI ＜ 13 (kg/m^2) のような高度やせを呈している人には，BMI＝22 を基準とした栄養量は多すぎて忍容性・耐久性がない場合がある。そのため，まずは BMI ＝ 18.5 となる体重をもとに算出した栄養量から始め，現体重が増加した後，理想体重ベースの栄養量に切り替えることが勧められる。

＊理想体重……BMI ＝ 22 (kg/m^2) となる体重

[参考文献]
・前田圭介：誤嚥性肺炎の予防とケア―7 つの多面的アプローチをはじめよう. pp.54-57, 医学書院, 2017.

第3章

事例をもとに考えてみよう 包括的評価とアプローチ

本章の使い方

　この章では，第1章，第2章で学んだ各項目の評価，アセスメントのポイントを参考にしながら，対象者の状態を評価し，どの部分に着目して支援を進めていくとよいか，具体的に考えていく練習を進めてみましょう。

▶ 事例の冒頭で示された **DATA** や，評価表に記入された「**観察・アセスメント**」の内容から，13項目それぞれの点数をつけ，**レーダーチャート**を作成します。

▶ その中から，**強みと良好な部分**（点数の高い項目，レーダーチャートでは凸となる），また，より支援が必要となる，**現時点では不足している部分**（点数の低い項目，レーダーチャートでは凹となる）を書き出してみましょう。

▶ 現時点で不足している項目については，**不足を補い，高めるためのアプローチ**を，強みとできる項目については**それを維持していくためのアプローチ**を，それぞれ考え，書き出してみましょう。

> 事例 1

急性期病棟　肺炎

DATA

性別・年齢：女性，94 歳

現病歴：誤嚥性肺炎を繰り返し，急性期病院に入院

既往歴：80 歳ごろから認知症，ADL 低下し 90 歳で特養入所

障害高齢者の日常生活自立度：B2

生活状況：要介護度 5

介入までの栄養方法：ミキサー食。普通型車いすに乗車し，全介助にて摂取

介入時の評価　入院 2 日目

項目	評価点数	観察・アセスメント
❶ 食べる意欲		「食べますか?」の質問に頷き，ゼリーがのったスプーンを見せると自ら開口する。フードテスト用のゼリーを全量摂取。
❷ 全身状態		入院当日は 38.0 ℃，本日は 37.0 ℃に解熱している。刺激をしないと閉眼しているが，ベッドのリクライニング角度を 45 度に上げて口腔ケアをしたら開眼した。入院時の血液検査データは，CRP 13.2 g/dL，WBC 12,000/μL。
❸ 呼吸状態		経鼻で酸素が 3 L 投与されており，酸素飽和度は 94〜96％。痰の吸引は 3 時間に 1 回程度。自力での咳嗽はできない。痰の性状は白色で粘性が高く，唾液様のものは少ない。
❹ 口腔状態		無歯顎で，入院前も義歯は使用していない。気道内分泌物が多いため口腔内の衛生は不良であるが，ケアにて口腔内の湿潤が得られる。

項目	評価点数	観察・アセスメント
❺ 認知機能（食事中）		簡単な言語理解はできるが発話はない。ゼリー摂取時，やや注意力散漫となるが，覚醒は保たれている。
❻ 咀嚼・送り込み		義歯なく，入院前からペースト食しか食べていない。45度重力位でのゼリーの嚥下は良好。しかし，廃用による口腔機能低下あり。
❼ 嚥下		フードテスト3点。頸部聴診にて咽頭残留あるが，複数回嚥下および追加嚥下でクリアな音になる。酸素飽和度の低下はない。早期咽頭流入のリスクが高く危険なため改訂水飲みテストは実施せず。
❽ 姿勢・耐久性		入院後はベッド上。リハビリの介入なし。施設では全介助にて普通型の車いすに1日3時間程度は乗ってすごせていた。円背が強く，ベッドでも車いすでもかなりの姿勢調整が必要だった。
❾ 食事動作		点滴のみで十分評価できないが，食事は普通型車いすで全介助を受けていた。左右の上肢に筋力低下や関節の拘縮がある。スプーンを把持させてみるがすぐに離してしまう。
❿ 活動		入院後ベッド上。リハビリの依頼がなされていない。
⓫ 摂食状況レベル		入院後は点滴のみ。末梢から1,500 mL/180 kcal/日の点滴のみとなっている
⓬ 食物形態		末梢点滴のみ。
⓭ 栄養		末梢から1,500 mL/180 kcal/日の点滴のみとなっている。身長・体重不明。入院時の血液検査では，Alb 2.1 g/dL，TP 5.0 g/dL，Hb 9.0 g/dL。入院前から徐々に体重が減ってきていた様子であるが詳細は不明。一見して，かなりやせている。

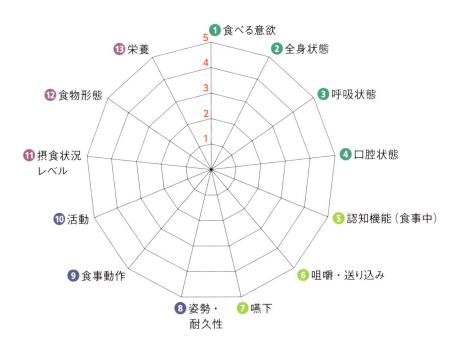

▶ 強みとなる部分はどの項目ですか

[ ]

▶ 不足する部分はどの項目ですか

[ ]

▶ どのようなアプローチが考えられるか，書き出してみましょう

[ ]

評価点数の例と着眼点

1 心身の医学的所見

❶ 食べる意欲 …… 5点
→食べたいという意思表示があり,提供したゼリーを全量摂取できているため。

❷ 全身状態 …… 2点
→入院当日は38.0℃であったが,本日は37.0℃に解熱しているため。

❸ 呼吸状態 …… 2点
→痰の吸引が1日5〜9回で,自力排痰ができないため。

❹ 口腔状態 …… 3点
→気道内分泌物が多く,口腔内の衛生はやや不良であるが,ケアにて口腔内の湿潤が得られ改善しているため。義歯は入院前から装着していないため。

2 摂食嚥下の機能的視点

❺ 認知機能(食事中) …… 3点
→発話はないが,覚醒は概ね保たれており,簡単な指示理解はできるため。

❻ 咀嚼・送り込み …… 3点
→義歯なく,入院前からペースト食しか食べていない。口腔ケア,姿勢調整,気道のクリアランスを良好にして45度重力位でのゼリーの嚥下は良好なため。

❼ 嚥下 …… 3点
→フードテスト3点。嚥下可能,頸部聴診にて咽頭残留あるが,複数回嚥下および追加嚥下でクリアな音になり,呼吸変化はないため。

3 姿勢・活動的視点

❽ 姿勢・耐久性 …… 1点

➡入院後はベッド上で姿勢調整が必要なため。
❾食事動作 …… **1**点
　➡点滴のみ。自力でのスプーン操作が十分に評価できないが，スプーンを把持できないため。
❿活動 …… **1**点
　➡入院後ベッド上で，リハビリの依頼がなされていないため。

4 摂食状況・食物形態・栄養的視点
⓫摂食状況レベル …… **1**点
　➡入院後は点滴のみで経口摂取を開始していないため。
⓬食物形態 …… **1**点
　➡末梢点滴のみで口からは何も食べていないため。
⓭栄養 …… **2**点
　➡3か月間の体重減少不明で2点，BMI不明0点，合計2点となり，栄養状態が悪いため。

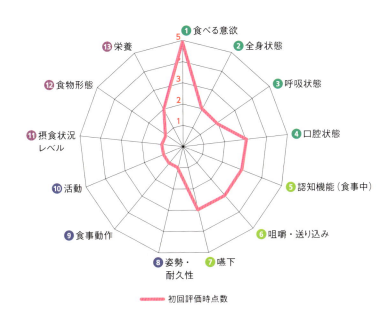

この事例にどうアプローチをするか

1 心身の医学的所見
- 食べる意欲が高いため，維持できるように経口摂取の量と回数を増やしていく。
- 抗菌薬の治療を継続しながら，気道のクリアランス，口腔の粘膜ケア，ベッドのギャッチアップによる座位耐久性向上，離床時間の延長を図る。
- 五感の刺激による認知機能の向上や覚醒時間の延長，口腔周囲筋や嚥下筋群の強化を目指した早期経口摂取開始のアプローチを行う。
- 37.5℃以下に解熱している時間があり，刺激による覚醒も得られるためスクリーニング評価から段階的に食事を開始する。
- 嚥下調整食はゼリー食からスタートし，全身状態や呼吸状態を見ながら段階的に食物形態をステップアップしていく。

2 摂食嚥下の機能的視点
- 概ね認知機能は保たれているため，覚醒レベルの向上と摂食意欲を高める。
- 視覚情報の提供，身体を起こして五感を刺激し，摂食回数を増やす。
- 口腔周囲筋の強化を図り，食事の回数や量を増やしながら摂食嚥下機能の強化を図る。
- 不良姿勢でむせや誤嚥を引き起こさないように注意する。
- 誤嚥を予防するために，リクライニング角度30度から，付着性が低く凝集性の高いゼリー類を提供する。
- ゼリー類はスライス状にして，クラッシュで提供しないように注意する。

3 姿勢・活動的視点

- 円背が強いため，臥床時も気道伸展位による唾液誤嚥の予防のため頸部前屈位とする。
- ベッドのリクライニングを30度から徐々に上げながら座位耐久性を高めていく。
- 口唇や舌への有効刺激を行うために，スプーンのボウル部は舌中央にのせ，スプーンを引く時は上口唇に滑らせるようにする。
- 安定した姿勢での離床時間の延長を図るために，リハビリの早期開始を主治医へ依頼する。
- リクライニング車いすから普通型車いすへの座位耐久性の向上を図り，車いす座位での食事ができるように姿勢調整する。
- 安全性に留意しながら，脳機能や食べる意欲を高めるために，全介助から徐々に手を添える形（一部介助）へとステップアップし，捕食動作のセルフケア拡大を図る。
- 摂食用具やテーブルの検討を行う。
- すすって食べたり，過度な前かがみになったりしないように介助する。自力摂取が難しいようであれば全介助する。

4 摂食状況・食物形態・栄養的視点

- 現在末梢点滴のみであるため，経口摂取と併用しながら栄養状態を評価する。
- 段階的な食物形態のステップアップを行う。
- 全身状態・摂食状況によって1～2日程度で観察をしながら摂食回数を増やしていく。
- まずは昼のみをゼリー食として，問題なければ昼・夕の2食とし，さらに経過を見つつ3食にしていく。
- 3食経口摂取で入院前の状態まで回復したうえで，施設に退院できるようにする。
- 義歯はないため，食物形態はペースト食を入院中のゴールとする。

- 身体計測の結果BMI ＝ 15.0 kg/m^{2}であったため，1日の総カロリー1,200〜1,400 kcal，たんぱく質45〜55 gに設定する。
- 退院時は施設職員に来院を依頼し，摂食姿勢，動作，介助方法，食物形態，提供する栄養量などについて，共有できるようにする。

事例 2

療養型病院　中心静脈栄養のみ

DATA

性別・年齢：男性, 89歳

現病歴：88歳で誤嚥性肺炎を発症し，急性期病院に入院。嚥下障害と診断されて経口摂取を禁止され，末梢点滴のみとなった。その後療養型病院へ転院。転院に際して栄養ルートを経鼻胃管から中心静脈栄養に変更。経口摂取は禁止されたままだった。転院半年後，家族からの経口摂取希望にてアプローチを開始することになった。ほぼ1年間非経口栄養のみ

既往歴：70歳のとき脳梗塞，軽度の左片麻痺と構音障害があったが，入院前までは概ね食事などの生活は自立していた

障害高齢者の日常生活自立度：B2

生活状況：要介護度5

介入までの栄養方法：中心静脈栄養のみ

介入時の評価

項目	評価点数	観察・アセスメント
❶食べる意欲		ゼリーを見せても「いらない」という。なんとか口にいれてもなかなか飲み込もうとしないが，嚥下反射はおきる。4口目からは手で払いのける行為あり。
❷全身状態		転院後は誤嚥性肺炎を疑う発熱は見られない。JCS (Japan Coma Scale)：1桁。
❸呼吸状態		呼吸状態は安定しているが，軽度痰がらみあり。酸素飽和度は94〜96%を維持できる。1日に2回程度吸引している。

項目	評価点数	観察・アセスメント
❹ 口腔状態		下顎に4本程度の歯がある。口腔内の衛生はよいが，前院で義歯はほとんど装着されておらず不適合。うがいはできない。
❺ 認知機能（食事中）		ゼリー摂取時，注意力散漫となり周囲をキョロキョロ見てしまい，あごが上がったり，口がスムーズに開かなかったりする。後半は手で払いのける行為あり。
❻ 咀嚼・送り込み		左の口角が軽度下垂している。ベッドのリクライニング角度30度で舌上にゼリーがしっかりのれば，送り込みはよい。
❼ 嚥下		改訂水飲みテスト3点，フードテスト3点。最初は咽頭残留なく摂取可能であったが，ゼリーを3口食べた後にむせが出現。一時的に酸素飽和度の低下が3%あったが，すぐに95%に回復。
❽ 姿勢・耐久性		リクライニング車いすに60分程度は乗ってすごせる。座位は不安定で左に傾く。
❾ 食事動作		中心静脈栄養のみで，両手はミトンで抑制されている。ほとんど麻痺はないが，スプーンの把持はほぼできない。
❿ 活動		筋力が低下し，起き上がりや車いすへの移乗動作もほぼ全介助。
⓫ 摂食状況レベル		ほぼ1年間経口摂取は行っておらず，中心静脈栄養のみ。この2週間はゼリーを数口。STのみが摂食訓練を行っている。
⓬ 食物形態		1年間経口摂取は行っていない。
⓭ 栄養		身長165 cm，体重40 kg，BMI 14.7 kg/m²。最近の血液検査では，Alb 2.8 g/dL，TP 5.9 g/dL，Hb 10.8 g/dL。1年前より低体重のまま推移している様子。中心静脈栄養より1,200 kcal/日の栄養と1,000 mL/日の水分が入っている。

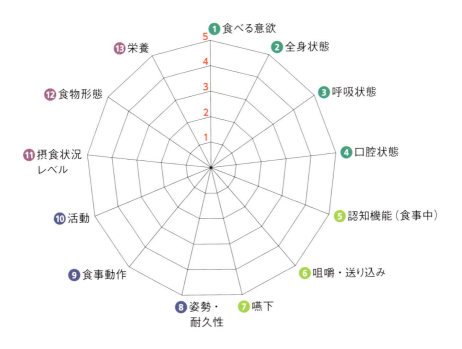

▶ 強みとなる部分はどの項目ですか

[　　　　　　　　　　　　　　　　　　　　　　　]

▶ 不足する部分はどの項目ですか

[　　　　　　　　　　　　　　　　　　　　　　　]

▶ どのようなアプローチが考えられるか，書き出してみましょう

[　　　　　　　　　　　　　　　　　　　　　　　]

評価点数の例と着眼点

1 心身の医学的所見

❶ 食べる意欲 …… 2 点
　➡ 口にいれてもほとんど食べられないが，3 口は食べるため。

❷ 全身状態 …… 5 点
　➡ 発熱がなく，刺激をしなくても覚醒しているため。

❸ 呼吸状態 …… 3 点
　➡ 1 日に 2 回程度吸引しているため。

❹ 口腔状態 …… 4 点
　➡ 口腔内の衛生はケアによってよい状態だが，義歯の調整が必要なため。

2 摂食嚥下の機能的視点

❺ 認知機能（食事中）…… 2 点
　➡ 食事中の認知が低く，全介助が必要なため。

❻ 咀嚼・送り込み …… 3 点
　➡ 脳神経系の機能低下と廃用症候群はあるが，リクライニング角度 30 度でのゼリーの送り込みは比較的よいため。

❼ 嚥下 …… 3 点
　➡ ゼリーでむせが出現したが，呼吸変化はないため。

3 姿勢・活動的視点

❽ 姿勢・耐久性 …… 1 点
　➡ 食事を摂取していないが，ベッド上での姿勢調整が必要なため。

❾ 食事動作 …… 1 点
　➡ リクライニング角度 30 度であり，全介助であるため。

❿ 活動 …… 1 点
　➡ 日中車いすに座ってすごすことができるが，すべてに介助が必要なため。ベッドから離れて食事をしていないため。

4 摂食状況・食物形態・栄養的視点

⓫ 摂食状況レベル …… **2** 点
→中心静脈栄養による人工栄養のみであるが，摂食訓練を開始しているため．

⓬ 食物形態 …… **2** 点
→中心静脈栄養のみで 1 年間経口摂取は行っていないが，ゼリーでの摂食訓練が行われているため．

⓭ 栄養 …… **2** 点
→体重減少率不明で 2 点，BMI 14.7 kg/m^2 で 0 点，合計 2 点で栄養状態が悪いため．

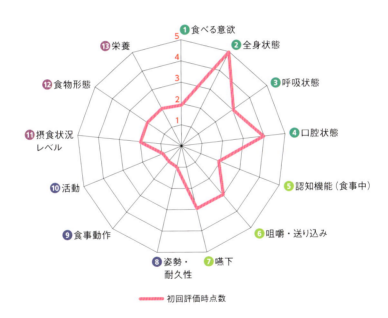

この事例にどうアプローチをするか

1 心身の医学的所見
- 食物という認識を高めるため，本物のみかんやイチゴなどを手に持たせたり，においをかがせたりする。
- 誤嚥性肺炎を疑う発熱は見られず，摂食訓練を行える状態。積極的な摂食嚥下リハビリテーションを行う。
- 呼吸状態は痰がらみがあり吸引しているため，離床を行い，換気量の増加を図り，咳嗽力を強化する。
- 口腔内の衛生はよいが，義歯はほとんど装着されておらず不適合であるため，歯科受診で義歯調整を行うか検討する。義歯を嫌がるようであれば無理には行わない。

2 摂食嚥下の機能的視点
- 両手のミトンを外す時間を増やし，手を自由に動かせるようにしてストレス軽減を図る。特に家族面会時に協力を得る。
- ゼリー摂取時に注意力散漫となり，摂食に意識が向けられていないため，カーテンで周囲からの情報を狭小化し，食事に集中できる環境を調整する。
- 軽度のむせはあるが，呼吸変化がないため，誤嚥をしないような姿勢調整と介助法を統一し，ゼリーなどを用いた摂食訓練を続けながら，食べる機能の向上を目指す。
- 口唇閉鎖や舌の間接訓練を併用しながら，摂食訓練の回数や量を増やしていく。

3 姿勢・活動的視点
- ベッドのリクライニング角度を30度から徐々に上げながら摂食訓練をする。
- できるだけ離床時間を増やし，車いす乗車による座位耐久性を高めていく。その際，不良姿勢にならないように留意する。

- 姿勢耐久性・活動性の向上を図るために，散歩やレクリエーションを計画する。特に家族の面会時には散歩などを促す。

4 摂食状況・食物形態・栄養的視点
- ゼリーやペーストなど，嚥下機能や本人の好みに応じたものを提供する。
- 昼のみ1食を経口摂取できるように，リハビリスタッフと病棟看護師で協同する。
- 昼食が食べられたら，朝食を経口摂取に切り替え，段階的な食物形態のステップアップを行う。
- 全身状態，摂食状況によって，評価期間は1週間程度とする。
- 低栄養状態であるため，カロリーアップを図る。理想体重は59 kg（BMI＝22 kg/m^2）であるが，まずはBMI＝18.5 kg/m^{2}をめざす。そのため，総カロリーを1,400〜1,500 kcalとして，体重が1 kg/月増えるように計画する。たんぱく質は約50 g〔体重（kg）×1.2 g〕で設定する。
- 消化管の状況をみながら対応する。

事例 3

急性期　脳出血

DATA

性別・年齢：女性，84歳

現病歴：脳出血（右前頭葉，頭頂葉，側頭葉の広範囲な出血）

身体所見：自宅で突然意識消失。救急搬送されて脳出血の診断となった

入院時 JCS：Ⅲ桁。左半身麻痺，右共同偏視あり。本来は手術適応であるが，家族の意向で保存的療法となった

既往歴：高血圧，降圧薬で内服治療中。糖尿病で治療中

生活歴：娘夫婦と3人暮らし。入院前は要支援で，日常生活は概ね自立していた

介入時の評価　入院20日後

項目	評価点数	観察・アセスメント
❶食べる意欲		JCS Ⅱ-10で覚醒している時があるため，フードテスト実施。ゼリーを見せるが自分から口を開けない。開口アシストでゼリーを舌の奥にのせると，嚥下反射がおこる。送り込みのための姿勢調整やスプーンテクニックが必要であったが，エンゲリード®ミニ1個を摂取できた。
❷全身状態		JCS Ⅱ-10で，声をかけると開眼はできる。「おはよう」の声かけに頷きあり。入院時から37.5℃～38.0℃が続いているが，37.5℃以下に解熱する時もあり誤嚥性肺炎の兆候はみられない。右手のみ離握手ができる時がある。
❸呼吸状態		呼吸器系の既往歴はない。ルームエアで酸素飽和度97～99%を維持できている。咽頭での唾液貯留音がきかれ，ときおり咳嗽がある。痰を自己喀出することはできず，1日5回程度の吸引を要する。

項目	評価点数	観察・アセスメント
❹口腔状態		ほぼ自分の歯が揃っている。口腔内は乾燥し、喀出できない痰の付着があるがケアにて良好となる。口腔ケア時に咬反射が強くなるため、バイトブロック使用で、吸引付きブラシを用いてケアしている。
❺認知機能 （食事中）		声かけ、刺激により頷き開眼するが、持続はしない。「おはよう」と声をかけると頷いたり「おはよう」の返答があったりする。 眼球の右方偏倚、頸部の右方回旋がある。左側から声をかけても右側を探索する行為がある。
❻咀嚼・送り込み		口唇周囲の筋緊張が高い。軽度の左顔面神経麻痺、舌下神経麻痺あり。スプーンを近づけると1横指程度開口できるが、すぐに口唇を閉じてしまう。スプーンのボウル部を舌の中央におくと30度の重力位ではゼリーの送り込みはよい。
❼嚥下		フードテスト3点。複数回嚥下で咽頭残留音あり。呼吸変化なし。唾液の咽頭残留音が軽度あり。水分でむせる可能性があるため、改訂水飲みテストは実施せず。
❽姿勢・耐久性		ベッド上でのリハビリを開始している。左片麻痺あり。リクライニング角度30度で右へ傾いていく。
❾食事動作		自発的な動きは乏しく左手の動きはない。右手は運動が見られるが、スプーンの把持はできない。
❿活動		覚醒が不良なためベッド上ですごしている。入院前は要支援で、ADLはほぼ自立していた。
⓫摂食状況レベル		意識レベルが低下しており、摂食訓練は実施できていない。
⓬食物形態		食事摂取はしていない。入院前は普通食を摂取していた。
⓭栄養		体重減少率不明。身長150 cmくらい（家族からの申告）。体重不明。近々の血液データは、Alb 3.0 g/dL、TP 6.2g/dL。経鼻経管栄養として半消化栄養剤1,200 kcal/3回/日滴下。

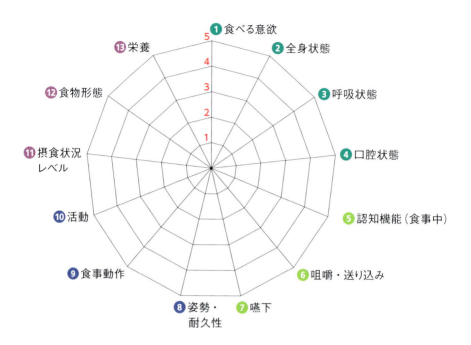

▶ 強みとなる部分はどの項目ですか

[
]

▶ 不足する部分はどの項目ですか

[
]

▶ どのようなアプローチが考えられるか,書き出してみましょう

[
]

評価点数の例と着眼点

1 心身の医学的所見

❶ 食べる意欲 …… **5**点
➡ JCS Ⅱ-10〜20で十分な食べる意欲の確認はとれないが,フードテストで開口アシストにより,エンゲリード®ミニ1個摂取できたため。

❷ 全身状態 …… **2**点
➡ 入院時から37.5℃〜38.0℃が3日続いているが,37.5℃になる時があるため。誤嚥性肺炎の兆候はなく,声かけに反応し開眼できる時もあるため。

❸ 呼吸状態 …… **3**点
➡ ルームエアで酸素飽和度98％程度を維持できているが,痰を自己喀出することはできず,1日5回程度の吸引を要するため。

❹ 口腔状態 …… **3**点
➡ 自分の歯がそろっているものの,口腔内は乾燥し,喀出できない痰の付着がある。しかしながらケアにて概ね良好となるため。

2 摂食嚥下の機能的視点

❺ 認知機能(食事中) …… **2**点
➡ 声かけ,刺激により頷き開眼するが,持続はしない。言語表出ができる場面もあるが,眼球が右方偏倚,頸部の右方回旋などがあり,重度の左半側空間無視がある。広範囲の脳出血の影響が想定されるため。

❻ 咀嚼・送り込み …… **2**点
➡ ゼリーでの重力位によるフードテストはよいが,左顔面神経麻痺,舌下神経麻痺の影響を受け,捕食,咀嚼,嚥下に問題がでてくることが考えられるため。

❼ 嚥下 …… **3**点
➡ 唾液の咽頭残留音あり。フードテストで3点。複数回嚥下で咽

頭残留音あるが呼吸変化がないため。

3 姿勢・活動的視点
❽ 姿勢・耐久性 …… **1** 点
　➡離床をしておらず，ベッド上での経管栄養であるため。
❾ 食事動作 …… **1** 点
　➡自発的な動きは乏しい。右手は運動が見られるがスプーンを把持できない。細かな評価ができないため。
❿ 活動 …… **1** 点
　➡離床をしておらずベッド上ですごしているため。

4 摂食状況・食物形態・栄養的視点
⓫ 摂食状況レベル …… **1** 点
　➡意識レベルが低く，摂食訓練は実施できていないため。
⓬ 食物形態 …… **1** 点
　➡食事摂取はしていないため。
⓭ 栄養 …… **2** 点
　➡体重減少率不明で2点，身長150 cmくらい，体重不明で0点。合計2点

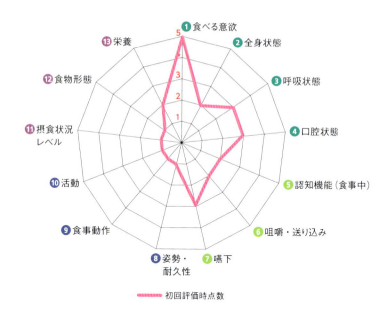

初回評価時点数

この事例にどうアプローチをするか

1 心身の医学的所見

- 安静臥床により誤嚥のリスクが考えられる。循環動態の変動に注意しながら，誤嚥性肺炎の予防，覚醒を促すために口腔ケア，体位変換などを実施する。
- ベッドのリクライニング角度を上げ座位耐久性を高める。
- 循環動態の改善，換気量の改善，自力での痰の喀出を促すため，PTと協力し呼吸リハビリテーションを行う。
- 口腔ケア方法を看護チームで共有する。
- 口唇や舌の動きを引き出し，緊張を緩和するようなストレッチを行う。

2 摂食嚥下の機能的視点

- 覚醒が良好な時間帯を見計らってゼリーによる摂食訓練を行う。

- 左半側空間無視があるため，右側を壁側にした環境調整を継続する。
- 正面もカーテンで仕切るなどの情報の狭小化と，左側への認知を高める。
- やや右頭頸部を高くした臥床姿勢として頸部の右方回旋を予防する。
- 端的な言葉で左側から声かけを行い，聴覚，視覚情報を入れる。
- 食事介助は左側から，視覚情報を提供しながら，介助者の左手を用いたスプーン操作を行う。視点が合うよう，食物の配置に留意する。
- 口唇や舌への有効刺激を行うために，スプーンのボウル部は舌中央にのせ，スプーンを引くときは上口唇に滑らせるようにする。
- 摂食訓練では，左顔面神経麻痺，左舌下神経麻痺があり送り込み困難であるため，リクライニング30度から開始し，45度，60度へステップアップを図る。
- 開眼を促し視覚情報を入力する。
- リクライニング角度45度での全介助では，斜め下正面に食膳を配置し，安定した摂食量がとれるように時間配分する。その際頭頸部や上肢などの姿勢安定を図る。

3 姿勢・活動的視点

- 右上肢で左上肢を触るなどの空間的・身体的認知機能を高める。
- 特に食事のときは右手の緊張が高くなるため，左手の上に右手をのせるように姿勢調整する。
- 摂食訓練のときは頸部が右方回旋しないように姿勢に留意する。
- 右上肢は，徐々に食具などを把持してもらい，感覚刺激を入れていく。両上肢の肘のサポートを行いながら，頸部の緊張を緩和する。
- PT，OTと協力し血圧低下，脈拍の変化，酸素飽和度の変化を確認しながら座位保持時間の延長を行い，耐久性を上げていく。車いす移乗訓練を実施する。離床時間を増やす。
- 安全性に留意しながら，自力摂取へのアプローチをチームで共有する。

4 摂食状況・食物形態・栄養的視点

- 現在は経鼻経管栄養のみであるが，昼の経管栄養前に付着性の低いゼリーでの摂食訓練を行い，全身状態をみながら，1～2日ごとにゼリーの量を増やしていく。
- 昼食にゼリー類が摂取できるようになったら，昼の経管栄養を中止して経口のみとする。朝，夕は経管栄養とする。
- 徐々に2食から3食へとステップアップする。
- 目標として，2週間後には経鼻胃管チューブを抜去する。
- 咽頭残留，口腔内残留が軽減した時点で，食物形態をレベルアップする。
- 段階的摂食訓練とするため，管理栄養士と連携しながらゼリー食，ムース食，咀嚼食へと上げていく。
- 体重測定を行い，まずは経口で必要カロリーが摂取できるように，食事内容の工夫を行う。

事例 4

末期胃がん

DATA

性別・年齢：男性，80歳

現病歴：末期胃がん（ステージⅢB，手術希望なし），進行性間質肺炎

4か月前に胃がんと診断。その後間質性肺炎を併発し，在宅酸素療法となった。ADLは概ね自立しており在宅で療養中であったが，労作性の疲労が強くなった。徐々に食欲が低下し，嘔気，食欲不振，微熱，呼吸困難をきたし入院となった。本人は入院を拒んだが，家族の希望で救急搬送。人工呼吸器管理，経鼻経管栄養などの人工栄養は行わないでほしいと本人・家族からの希望あり

既往歴：思春期に肺結核，4年前に前立腺がん（ホルモン療法）

介入時の評価 入院10日後

項目	評価点数	観察・アセスメント
❶ 食べる意欲		入院後から普通食が提供されていたが，摂取量は1〜2割程度。「ドロドロした食事はいやだ。あったかいご飯がいい」との希望あり。
❷ 全身状態		意識ははっきりしている。この5日間37.5℃以上の発熱はみられていない。
❸ 呼吸状態		間質性肺炎で，在宅酸素療法を行っていた。入院後は経鼻より酸素3L継続投与で酸素飽和度91〜93%。 痰は少ないが自力での喀出はできないため，2〜3回/日吸引を行っている。PTによるリハ介入あり。

項目	評価点数	観察・アセスメント
❹ 口腔状態		ほぼ自分の歯が揃っている。口腔内は乾燥し、舌苔が多量に付着している。自力で歯磨きはできるが「面倒だからいい」と言ってきちんとできない。口腔内を湿潤させて、介助するとぶくぶくうがいはできる。
❺ 認知機能（食事中）		問題ないが、労作性の疲労が強く、後半は食事介助している。
❻ 咀嚼・送り込み		口唇や舌、頬に麻痺はない。あごの動きはなんとなく弱い印象。「力がなくてちゃんと噛めない」との訴えあり。口腔内残留物はやや多い。
❼ 嚥下		フードテスト4点、改訂水飲みテスト4点。湿性嗄声なし。唾液の咽頭貯留なし。普通食は咀嚼に時間がかかり、送り込みにも時間を要するが、咽頭残留音は聴取されない。水分でのむせもない。
❽ 姿勢・耐久性		ベッドのリクライニング角度を70度程度にあげて食事をしている。頭頸部や肘下に枕類を入れて姿勢調整が必要。
❾ 食事動作		スプーンや箸を使って自分で食べることができるが、数口で疲労しやすく、ほとんど介助が必要。
❿ 活動		入院後はベッド上ですごしている。入院前は要支援で概ねADLは自立していた。
⓫ 摂食状況レベル		末梢点滴（1,000 mL/日）との併用であるが、3食食事はできている。
⓬ 食物形態		普通食（一口大）
⓭ 栄養		体重減少率不明。一見やせ。身長170 cmくらい（家族による申告）、体重不明。上腕周囲長18 cm、下腿周囲長25cm。 近々の血液データは、Alb 2.5 g/dL、CRP 3.5 g/dL、WBC 5,800/μL

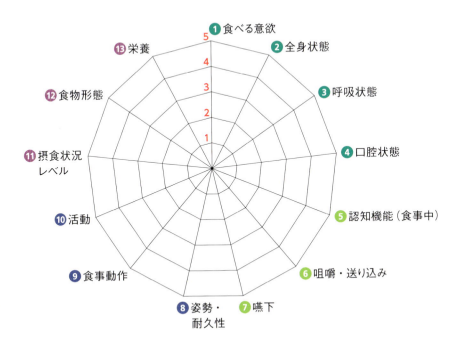

▶ 強みとなる部分はどの項目ですか

[　　　　　　　　　　　　　　　　　　　　　　　　　　　　　　]

▶ 不足する部分はどの項目ですか

[　　　　　　　　　　　　　　　　　　　　　　　　　　　　　　]

▶ どのようなアプローチが考えられるか，書き出してみましょう

[　　　　　　　　　　　　　　　　　　　　　　　　　　　　　　]

評価点数の例と着眼点

1 心身の医学的所見

❶ 食べる意欲 …… **2** 点
➡入院後から普通食が提供されていたが，摂取量は1～2割程度のため。

❷ 全身状態 …… **3** 点
➡意識ははっきりしているが，入院後37.0℃前後の微熱は続いている。

❸ 呼吸状態 …… **3** 点
➡痰は少ないが自力での喀出はできず，吸引を1日に2～3回程度行っているため。

❹ 口腔状態 …… **3** 点
➡ほぼ自分の歯が揃っている。介助によりぶくぶくうがいはできるが，口腔内は乾燥し，舌苔が多量に付着しているため。

2 摂食嚥下の機能的視点

❺ 認知機能（食事中） …… **5** 点
➡労作性の疲労による食事介助は受けているが，口頭指示への理解はよいため。

❻ 咀嚼・送り込み …… **3** 点
➡口唇や舌に麻痺はないが，「力がなくてちゃんと噛めない」との訴えがあるため。

❼ 嚥下 …… **4** 点
➡フードテスト4点，改訂水飲みテスト4点。湿性嗄声なし。唾液の咽頭貯留なし。普通食でもむせや咽頭残留音はないため。

3 姿勢・活動的視点

❽ 姿勢・耐久性 …… **1** 点
➡ベッドで食事をしているため。頭頸部や肘下に枕類を入れて姿勢調整が必要な状態。

❾ 食事動作 …… **1** 点
　➡ スプーンや箸を使って自分で食べることができるが，数口で疲労しやすく，ほぼ介助が必要なため。

❿ 活動 …… **1** 点
　➡ 入院後はベッド上ですごしているため。

4 摂食状況・食物形態・栄養的視点

⓫ 摂食状況レベル …… **5** 点
　➡ 末梢点滴（1,000 mL/日）との併用ではあるが，3食食事はできているため。

⓬ 食物形態 …… **5** 点
　➡ 普通食（一口大）のため。

⓭ 栄養 …… **2** 点
　➡ 体重減少率不明で2点，身長170 cmくらい（家族による申告），体重不明，BMI不明で0点。合計2点であるため。上腕周囲長18 cm，下腿周囲長25 cmであり，低栄養が想定されるため。

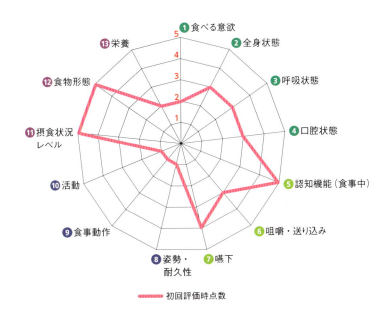

この事例にどうアプローチをするか

1 心身の医学的所見
- 安静臥床により心身の機能低下が進行しているため，誤嚥性肺炎発症のリスクが高い。バイタルサインの変動に留意しながら，呼吸ケア，口腔ケア，姿勢調整，食物形態の再調整を行う。
- 食欲低下があるため，本人の嗜好にあったメニューを管理栄養士や家族と検討する。
- 家族の持ち込みを許可してもらい，家庭的な雰囲気を持てるよう調整する。
- PTによる呼吸リハビリテーションの介入があるため，姿勢調整や排痰方法などを共有する。
- 今後もさらなる急激な呼吸状態の悪化が想定されるため，オキシマイザー®マスクやリザーバーマスク使用を想定した準備をしておく。
- 延命治療を希望していないが，緊急時対応を確認し準備しておく。
- 口腔の乾燥や汚染が強いため，ケアの充実を図る。加湿ジェルや舌ブラシなどの導入を行う。
- 口腔乾燥と感染予防のため，マスクを着用してもらう。

2 摂食嚥下の機能的視点
- 認知機能が保たれているため，食事の内容や介助の仕方などを相談しながら進めていく。
- 筋力低下や疲労により，咀嚼による食塊形成が困難なため，食物形態をやわらか食一口大に変更していく。
- 舌の機能低下を予防するために，口腔ケア後に口唇や舌のストレッチを軽く行う。
- 咽頭期の嚥下機能は保たれているため，嗜好に応じて液体状で栄養価の高い食品を提供していく。

3 姿勢・活動的視点

- ベッド上での臥床姿勢や食事時の安定した姿勢調整をPTと共同で行う。
- 食事介助に入るスタッフが姿勢調整やテーブルの位置を統一できるよう調整する。
- 捕食時に両肘を上げて疲労しないように，肘をサポートする。その際，肘とテーブルが同じ高さになるように調整する。
- 自分で食べたいという自尊心を尊重し，疲労をきたさないように配慮しながら必要時に食事介助する。
- せかさないで，ゆったりとした雰囲気で食事を楽しめるように配慮する。
- 胃食道逆流を予防するために，できるだけリクライニング角度45度程度を食後30分は保てるようにする。

4 摂食状況・食物形態・栄養的視点

- 普通食が提供されているが摂取量が少ない。本人の嗜好に応じた内容を再検討する。
- 咀嚼力が低下しているため，食塊を形成しやすいやわらかめの副菜へ変更する。
- 見た目が美味しそうな彩りや盛り付けに留意した食事を提供する。
- 提供量を半分程度にする。
- 水分でむせることがないため，液体の栄養補助食品やスープ系の食品を提供してみる。
- MCTオイルやプロテインパウダーなどを食事に混ぜてカロリーやたんぱく質量を増やす。
- 間食や分食を検討する。
- 温かいご飯を希望しているため，配膳時間に留意しながら食事の温度管理に留意する。
- 本人の希望に応じて電子レンジで温めるなどを行う。
- 家族に嗜好品を持ってきてもらう。
- 家族も一緒に食事をとることができるよう環境調整する。

事例 5

施設入所　認知症

DATA

性別・年齢：女性，77 歳

現病歴：混合型認知症にて ADL が低下し，3 年前に特養に入所

既往歴：くも膜下出血，脳梗塞（左片麻痺）

障害高齢者の日常生活自立度：B1

生活状況：要介護度 5

介入時の評価

項目	評価点数	観察・アセスメント
❶ 食べる意欲		ほぼ全介助。促すと食べるときもあるが，全く食べないときもある。平均すると全体の 5 割程度しか食べない。
❷ 全身状態		発熱はなく意識レベルは良好。
❸ 呼吸状態		吸引の実施はなく痰の貯留はない。
❹ 口腔状態		自分の歯あり，下顎歯（4 本）がぐらついている。歯科医師：治療は行わず様子観察。口腔ケアは良好。週 1 回，歯科衛生士の介入あり。
❺ 認知機能（食事中）		会話，食物の認識が可能だが，右側を向きやすく注意散漫となるため，ほとんど介助が必要。
❻ 咀嚼・送り込み		歯が少ないため咀嚼・食塊形成が困難で，飲み込むまでに時間がかかる。
❼ 嚥下		口腔内・咽頭残留なく，むせは少ない。水分でむせるため，とろみ茶を提供している。

項目	評価点数	観察・アセスメント
❽姿勢・耐久性		普通型車いすで，他の入居者と一緒のテーブルにて食べているが，左上肢下肢に麻痺がある。左上肢に拘縮があり左肩が下がってしまう。こわばりがみられ急に右へ突っ張ることがある。
❾食事動作		自力摂取できる場合とできない場合がある。できるときは右手で大スプーンを使用しているが，口までの運びは不良で，こぼすことが多い。
❿活動		立位保持は可能。介助で車いすへ移乗し，ホールでの食事が可能である。日中はホールですごすことが多いが，外出はしない。
⓫摂食状況レベル		3食経口摂取可能。提供カロリー1,300kcal（食事1,200kcal＋おやつ100kcal）。摂取量は7～8割。
⓬食物形態		ソフト食（ペーストを固めたもの）。全粥小盛り，パン食可，おやつはゼリー，飲み物はとろみ付。
⓭栄養		身長143cm，体重39.5kg。1年で5kgの体重減少，3か月で3kg減少している。

第3章 事例をもとに考えてみよう 包括的評価とアプローチ

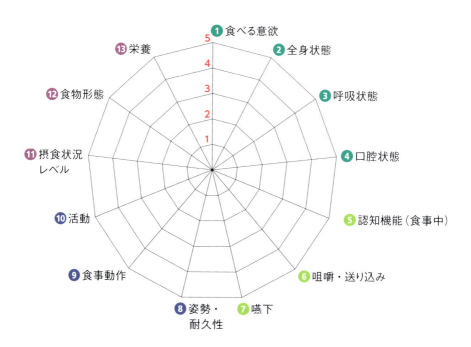

▶ 強みとなる部分はどの項目ですか

[
]

▶ 不足する部分はどの項目ですか

[
]

▶ どのようなアプローチが考えられるか，書き出してみましょう

[
]

評価点数の例と着眼点

1 心身の医学的所見

❶ 食べる意欲 …… **3** 点
　➡平均すると提供している食事の5割程度であるため。

❷ 全身状態 …… **5** 点
　➡発熱がないため。

❸ 呼吸状態 …… **5** 点
　➡呼吸状態が安定しているため。

❹ 口腔状態 …… **4** 点
　➡口腔ケアにより口腔状態は良好であるが，歯科治療が必要なため。

2 摂食嚥下の機能的視点

❺ 認知機能（食事中） …… **2** 点
　➡食物認知や会話はできるが，注意が散漫で介助が必要なため。

❻ 咀嚼・送り込み …… **3** 点
　➡歯が動揺しており，咀嚼や送り込みに時間がかかるため。

❼ 嚥下 …… **4** 点
　➡水分でむせるが，呼吸変化がないため。

3 姿勢・活動的視点

❽ 姿勢・耐久性 …… **4** 点
　➡普通型車いすで食事をしているが，姿勢調整が必要なため。

❾ 食事動作 …… **2** 点
　➡自力での食事動作が少しできるがほぼ全介助であるため。

❿ 活動 …… **2** 点
　➡介助で車いすに移乗し，ほぼホールですごしているが，外出の機会がないため。

4 摂食状況・食物形態・栄養的視点

⓫ 摂食状況レベル …… **4** 点

　➡ 3食経口摂取をしており，人工栄養を併用していないが，ペースト食のため。

⓬ 食物形態 …… **3** 点

　➡ペースト食を主に食べているため。

⓭ 栄養 …… **1** 点

　➡体重減少率7%で0点，BMI 19.4 kg/m^2 で1点，合計1点で栄養状態が悪いため。

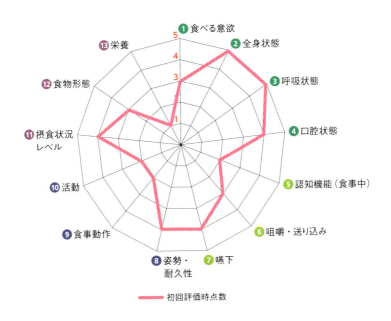

この事例にどうアプローチをするか

1 心身の医学的所見
- 全身状態，呼吸状態はかなりよい。動揺歯に対する歯科治療が進んでいないが，口腔の衛生は保たれている
- 食べる意欲を高めていくため，食事の内容に嗜好を取り入れる。食事に集中できる環境を調整する。

2 摂食嚥下の機能的視点
- 左片麻痺と左半側空間無視がありそうな状況であるため，食事に集中できる環境をつくる。特に，右側や正面に多くの人がいたり，音がしたりすると一層注意力が低下し，あごが上がって誤嚥のリスクも高まる。右側と正面を壁やカーテンで仕切って情報の狭小化を図る。
- 左側の食物が認識できるよう，声をかけたり，手を添えたりといった介助をする。
- 食事介助中に不用意に多くの言葉かけをして集中力を低下させないようにする。
- 口唇閉鎖，舌運動には問題がなさそうなため，歯科治療を進めてもらう。奥歯で噛めれば咀嚼食品の提供も考慮する。
- 不良姿勢であごが上がったりするとむせが起こるため，頸部前屈位での安定した姿勢に留意する。

3 姿勢・活動的視点
- 摂食動作がスムーズにできるような姿勢調整，肘がのせられるテーブルなどの環境設定を行う。足底は床，もしくは足台にのせる。
- 右上肢は麻痺がなく自力摂取が可能な状態であるため，手を添えた摂食動作のアシストをする。
- 滑り止めマット，すくいやすい自助食器，柄の長いスプーンなどを工夫して，自力摂取ができるようにする。

4 摂食状況・食物形態・栄養的視点

- 3食経口摂取であるが，体重減少が続いている。摂取量も不十分であるため，栄養価の高い栄養補助食品や，少量で栄養素が高い食事内容を調整していく。
- 1日提供量が 1,300 kcal であるが，7割程度しか摂取できていない。このままではさらなる体重減少となり，低栄養が悪化するため，提供カロリーを 1,500〜1,600 kcal となるように調整し，全量を摂取できるような食事内容とする。
- おやつの時間にも栄養がとれるものを工夫する。
- 牛乳やヨーグルトにプロテインパウダーなどを入れ，たんぱく質を補う。

事例 6

在宅　胃ろう栄養

DATA

性別・年齢：女性，90歳

現病歴：左心原性脳塞栓症，嚥下障害により胃ろう造設

既往歴：右陳旧性脳塞栓症，慢性心不全

障害高齢者の日常生活自立度：C2

生活状況：週3回デイサービスに通い，デイサービスではレクリエーションなどに参加している。自宅では，1日2時間程度車いすですごしており，週1回訪問でリハビリテーションを行っている。ベッドからの起き上がり，車いすへの移乗は，ほぼ全介助である

介入時の評価

項目	評価点数	観察・アセスメント
❶ 食べる意欲		食べたいという思いの表出が可能で，「好きなものを食べたい」との訴えがある。
❷ 全身状態		発熱もなく，誤嚥性肺炎の兆候はみられない。慢性心不全があり，ときどき口唇のチアノーゼと喘鳴が出現するが，すぐに自然消失する。
❸ 呼吸状態		呼吸状態は安定しており，咳嗽がときどきあるが，自分で白色痰を喀出し，ティッシュにとることができる。
❹ 口腔状態		歯は揃っている。口腔ケアも1日3回実施しており，口腔環境は概ね良好な状態である。
❺ 認知機能（食事中）		問題なく会話ができ，食物認知も可能な状態である。

項目	評価点数	観察・アセスメント
❻ 咀嚼・送り込み		左顔面神経麻痺による左口角下垂が軽度あるが，意識すると口唇閉鎖が可能。左舌下神経麻痺による舌機能低下はあるが，障害は軽度であり，重力位では捕食・咀嚼・送り込みに問題がない状態である。
❼ 嚥下		改訂水飲みテスト3点，フードテスト4点（評価条件：ベッド上リクライニング角度30度，食物形態は「嚥下調整食学会分類2013」のコード0t）。はじめはむせが出現するが，嚥下をくり返すと嚥下反射惹起も良好である。喉頭挙上は前上方へ1横指程度の挙上が可能，頸部聴診により嚥下音も良好であった。口腔内・咽頭の残留もほとんどなく，スムーズに嚥下が可能。
❽ 姿勢・耐久性		長期間絶飲食であり，廃用症候群による口唇閉鎖不全・舌運動低下による準備期〜咽頭期の障害がある。
❾ 食事動作		巧緻性の低下はあるが，上肢の麻痺がなく運動機能は保たれている。スプーンの把持はできる。
❿ 活動		左半身麻痺があり，自力での車いすへの移乗は困難な状態だが，ベッド上での起き上がり，ベッドサイドでの端座位，車いすでの座位姿勢保持は可能。自宅では1日2時間車いすで座位にてすごしており，週1回の訪問リハビリテーションにより歩行訓練等を実施している。
⓫ 摂食状況レベル		8か月間ほとんど経口摂取は行っていない。廃用性の摂食嚥下機能低下があると思われる。
⓬ 食物形態		口唇閉鎖不全，舌機能低下による咽頭への送り込み・咽頭期嚥下圧の低下が考えられる。
⓭ 栄養		身長150 cm，体重48.5 kg，BMI 21.6 kg/m²。1日の栄養投与量1,125 kcal（エンシュアH® 1.5 kcal × 250 mL × 3回），水分量1,637 mLを胃ろうから注入している。必要栄養量は1,200〜1,400 kcal（充足率90％），必要水分量は1,400〜1,600 mL（充足率100％）。

第3章 事例をもとに考えてみよう 包括的評価とアプローチ

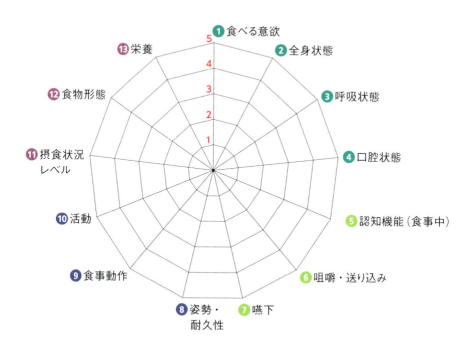

▶ 強みとなる部分はどの項目ですか

▶ 不足する部分はどの項目ですか

▶ どのようなアプローチが考えられるか,書き出してみましょう

評価点数の例と着眼点

1 心身の医学的所見

❶ 食べる意欲 …… **5** 点
　➡食べたいという思いを表出しているため。

❷ 全身状態 …… **5** 点
　➡発熱がないため。

❸ 呼吸状態 …… **4** 点
　➡自力で痰を出すことができ，呼吸状態が安定しているため。

❹ 口腔状態 …… **5** 点
　➡口腔内の清潔も保たれており，義歯の適合もよいため。

2 摂食嚥下の機能的視点

❺ 認知機能（食事中） …… **5** 点
　➡食事はしていないが，問題なく会話ができるため。

❻ 咀嚼・送り込み …… **4** 点
　➡軽度の機能低下があるが，重力位では捕食・送り込みに問題がないため。

❼ 嚥下 …… **4** 点
　➡スクリーニングテストが比較的良好で呼吸の変化もないが，全般的な機能低下が想定されるため。

3 姿勢・活動的視点

❽ 姿勢・耐久性 …… **1** 点
　➡ベッド上での食事姿勢の保持が困難なため。

❾ 食事動作 …… **1** 点
　➡自力での食事動作が可能と思われるが，食事を開始していないため。

⑩活動 …… **2** 点
　➡介助で車いすに移乗し，1日2時間座位ですごしている。週1回の訪問リハビリテーションにより歩行訓練を行っているが，活動性は低いため。

4 摂食状況・食物形態・栄養的視点
⑪摂食状況レベル …… **1** 点
　➡現時点では経口摂取はしておらず，人工栄養のみであるため。
⑫食物形態 …… **1** 点
　➡現時点では経口摂取をしていないため。
⑬栄養 …… **5** 点
　➡体重の減少なく，BMIからも栄養状態は良好なため。

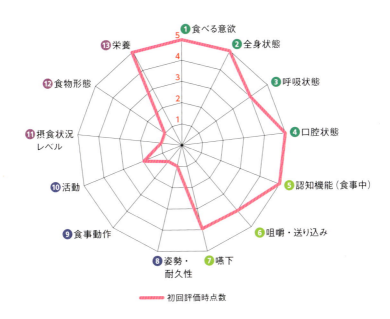

この事例にどうアプローチをするか

1 心身の医学的所見
- 食べる意欲，全身状態，呼吸状態もかなりよい。呼吸訓練を行い，呼吸機能の維持・向上をはかり，誤嚥性肺炎の予防に努める。
- 食べる意欲を維持させるため，本人の嗜好を取り入れて摂食訓練を実施していく。

2 摂食嚥下の機能的視点
- 認知機能低下はなく，食物の認知が可能であるため，視覚や聴覚情報を正確に提供する。
- 口腔内圧の低下はあるが，重力位での送り込みが可能。口唇閉鎖・舌運動機能の改善を目指すため，口腔周囲筋群強化のための間接訓練を行う。
- 廃用による咽頭運動の低下あり。口唇閉鎖（「口」を閉じて飲み込んでください」と指示）により嚥下圧を高め，咽頭機能の改善を目指す。
- サイレントアスピレーション（不顕性誤嚥）に留意した観察法（微熱や痰の増加など）を家族に指導する。

3 姿勢・活動的視点
- 食事のときの姿勢はリクライニング角度30度から開始し，徐々に角度を上げていく。
- 家族やデイサービススタッフの協力で，車いす座位は行っている。姿勢の安定性・耐久性を向上させ，座位での経口摂取を目指す。
- 座位姿勢での安定した姿勢調整や摂食動作を確保するため，肘がのせられるようなテーブルを調達する。
- 右上肢は麻痺がなく，巧緻性は低下しているものの自力摂取が可能な状態であるため，早期より手を添えた介助を行いながらセルフケア拡大に向けて食事動作を開始していく。

4 摂食状況・食物形態・栄養的視点

- まったく経口摂取をしていないが，全身状態や栄養状態もよく，直接訓練が可能。経口摂取を開始し，段階的に進めていく。
- まずはゼリーやペースト系とするが，本人が食べたいものを中心に進める。
- 家族が準備できるもので調理方法などを工夫する。
- 経済的な側面も考慮する。
- デイサービス関係者と情報を共有し，徐々に食物形態を調整する。
- 希望にて朝・夕は胃ろうからの栄養とする。
- 体重測定を行いながら，全体的な栄養と水分の調整をする。

事例 7

災害時 避難所での要介護者

DATA

性別・年齢：男性，85歳

現病歴：特になし

既往歴：80歳のときに脳梗塞となり右片麻痺，失語症となったが，デイサービスなどを利用して自宅で生活をしていた

障害高齢者の日常生活自立度：B2

生活状況：要介護度3

介入までの栄養方法：やわらか食を3食経口摂取していた（一部食事介助を受けていた）。発震後6日目，避難所の支援に入ったところ，マスクをしてほぼ横になっている状態が気になり，声をかけた

介入時の評価 発震後6日目

項目	評価点数	観察・アセスメント
❶ 食べる意欲		昨日から今日にかけて，避難所で支給されているおにぎりやパン類を少量しか食べられていない。
❷ 全身状態		発熱なく，意識状態は良好。
❸ 呼吸状態		痰がからんでいる様子はなく，呼吸困難などはない。
❹ 口腔状態		発震後に口腔ケアは一度もしていない。乾燥と汚染がある。上下に歯が合計6本程度あるが，噛み合わせができない。義歯は自宅においてきたとのこと。
❺ 認知機能（食事中）		発話はないが，覚醒は保たれており，簡単な指示理解はできる。

項目	評価点数	観察・アセスメント
❻ 咀嚼・送り込み		義歯がないが,クラッシュゼリーでの送り込みは概ねよい。おにぎりはなんとか少し食べられるけれど,咀嚼は困難で,水分でむせるとの家族からの情報。
❼ 嚥下		ペットボトルの水でむせることがあると家族からの情報。座位が安定した姿勢であれば,クラッシュゼリーの嚥下は概ねよい。頸部聴診にて咽頭残留音なし。呼吸変化もない。
❽ 姿勢・耐久性		避難後は床に敷かれた布団でほぼ寝たきり,オムツの生活。
❾ 食事動作		避難前は車いすでの生活であった。座位バランスが不安定のため,ほぼ臥床状態。全介助で食事をしている。
❿ 活動		ほぼ寝たきりの避難生活。
⓫ 摂食状況レベル		摂取量は少ないが,人工栄養は使っていない。
⓬ 食物形態		通常はお粥などのやわらか食であった。義歯がなく,「おにぎりは固くて食べにくそう」と家族からの発言あり。
⓭ 栄養		かなりのやせ。3か月間の体重減少不明,BMI不明。一見して栄養状態が悪そう。皮膚のツルゴール低下あり。

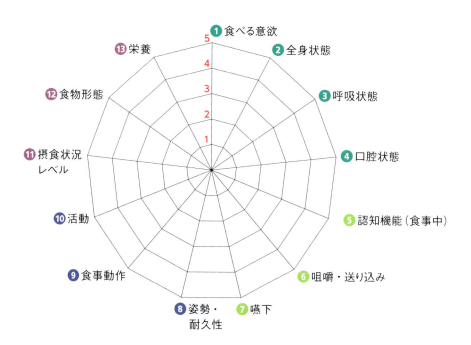

▶ 強みとなる部分はどの項目ですか

[   ]

▶ 不足する部分はどの項目ですか

[   ]

▶ どのようなアプローチが考えられるか，書き出してみましょう

[   ]

評価点数の例と着眼点

1 心身の医学的所見

❶ 食べる意欲 …… 3 点
➡食べたいという意欲はあるが，避難所で支給されているおにぎりやパン類，水分など25%以下しか摂取できていない。栄養補助食品のゼリーは摂取できたため。

❷ 全身状態 …… 5 点
➡発熱なく，意識状態は良好であるため。

❸ 呼吸状態 …… 5 点
➡痰がからんでいる様子はなく，呼吸困難などもないため。

❹ 口腔状態 …… 2 点
➡発震後に口腔ケアは一度もしていない。乾燥と汚染があるが，ケアにて口腔内は湿潤する。上下に歯が合計6本程度あるが噛み合わせができる状態ではない。義歯は自宅においてきており，使用できない。

2 摂食嚥下の機能的視点

❺ 認知機能（食事中）…… 4 点
➡発話はないが，覚醒は概ね保たれており，簡単な指示理解はできるため。

❻ 咀嚼・送り込み …… 3 点
➡義歯がなく，噛める状態ではない。クラッシュゼリーでの送り込みは概ねよい。咀嚼は困難との家族からの情報もあるため。

❼ 嚥下 …… 3 点
➡ペットボトルの水ではむせることがあるが，座位の介助を行い，安定した姿勢であればクラッシュゼリーの嚥下は概ねよい。頸部聴診にて咽頭残留音なし。呼吸変化もないため。

3 姿勢・活動的視点

❽ 姿勢・耐久性 …… **1** 点
➡避難後は床に敷かれた布団でほぼ寝たきり，オムツの生活のため。

❾ 食事動作 …… **1** 点
➡避難前は車いすでの生活であった。座位バランスが不安定のため，現在はほぼ臥床状態で食事をしているため。

❿ 活動 …… **1** 点
➡ほぼ寝たきりの避難生活のため。

4 摂食状況・食物形態・栄養的視点

⓫ 摂食状況レベル …… **5** 点
➡摂取量は少ないが，人工栄養は使っていないため。

⓬ 食物形態 …… **5** 点
➡通常はやわらか食であり，「おにぎりは固くて食べにくそう」との家族からの発言があるため。

⓭ 栄養 …… **2** 点
➡3か月間の体重減少不明で2点，BMI不明で0点，合計2点で栄養状態が悪いため。摂取量も少なく，皮膚のツルゴールも低下しており脱水をきたしている可能性がある。

第3章 事例をもとに考えてみよう 包括的評価とアプローチ

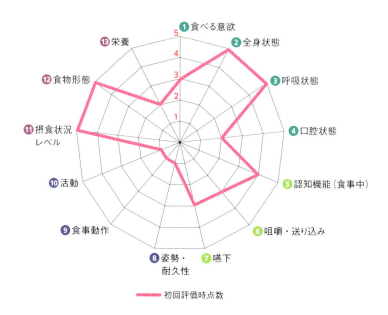

この事例にどうアプローチをするか

1 心身の医学的所見

- 震災のショックや急激な避難生活という環境の変化で食欲低下をきたしているため,食べやすく栄養価の高い栄養補助食品を提供する。
- 発熱はなく痰がからんでいる様子もないが,口腔汚染,活動性低下,摂取量低下による肺炎発症のリスクが高い。担当保健師に状況を伝え,発熱などの健康チェックを依頼する。
- 状況によっては福祉避難所への移動を検討してもらう。
- 少量の水で口腔ケアを実施する。家族に必要物品を渡し,ケアをやってもらえるよう方法をアドバイスする。
- 歯科関係者へ口腔機能の再評価とケア方法の再確認,義歯作成などを依頼する。

2 摂食嚥下の機能的視点
- 支給されているおにぎりや弁当類は咀嚼困難で食べられない。摂食嚥下機能に応じた食物形態を検討する。
- 義歯がないため咀嚼が困難となっている。歯科関係者に相談する。
- 口唇や舌などに重度の麻痺はないが，水分でむせがあるため，ゼリーやペースト系の栄養補助食品を提供する。
- 家族に，食べるときの姿勢の取り方と介助方法をアドバイスする。
- お粥の炊き出しができたら，優先的に提供していく。

3 姿勢・活動的視点
- 布団の位置を壁側に移動して，背もたれができる環境をつくる。
- 毛布や座布団類で座位バランスが安定するような姿勢調整をする。
- 姿勢が安定したら，実際にゼリー類を介助しながら姿勢を決定する。
- 家族に，食べるときの姿勢の取り方と介助方法をアドバイスする。
- 保健師にも上記を伝え，継続支援を依頼する。
- 段ボールベッドの導入を保健師に依頼する。
- JRAT (Japan Rehabilitation Assistance Team) の支援が入ればリハビリテーションを依頼する。
- 介護関係者が支援に入ればオムツ交換や食事介助などを依頼する。

4 摂食状況・食物形態・栄養的視点
- 前日の摂取量，内容，排泄状況などを確認して，当日の提供量や内容を検討する。
- 1食400〜500 kcal，水分1,000 mL/日程度となるよう水分ゼリーや栄養補助食品を提供する。
- お粥の炊き出しができたら，優先的に提供していく。
- その際，MCTオイルなどを利用して提供カロリーを増やす。
- 栄養ケアのチームが入れば対応を共有し，栄養ケアを依頼する。

おわりに

誰もが「口から美味しく食べて幸せに暮らしたい」と願っています。口から食べることは，人間としての基本的欲求であり，生きることそのものだからです。しかしながら，食べる力が低下した要介護高齢者が増え続けています。「低栄養」や「誤嚥」を過度に懸念されるあまり，非経口栄養のみを強制されるという，いわば生きる権利剥奪ともいえる社会風潮が続いています。そのため，私たちは，口から食べることを支援することの価値やその方略の普及を押し進めてきました。

　口から食べる支援は，対象となる人を単に摂食嚥下障害者ととらえるのではなく，「食べたいと願っている人」という人間としての根源をみつめ，QOLを重視した考え方をもって行うことが重要です。そこで，2015年に『口から食べる幸せをサポートする包括的スキル―KTバランスチャートの活用と支援』を刊行し，KTバランスチャート®（KTBC）による包括的な評価にとどまることなく，支援スキルをセットし，食べるためのアプローチができるようにしました。2017年にはKTBCの信頼性・妥当性に関する研究を重ね，初版の内容をブラッシュアップしたものを第2版として出版しました。これまで多くの方々に，食べる支援の実践書としてご活用いただき，特にKTBCについては，「チャートで見えるのでわかりやすい」「多職種で活用できる」「強みがわかる」「もっと勉強したい」などの声が多く寄せられました。

　それらの声を受け，KTBCをさまざまな場面で気軽に使っていただけることを目指し，評価基準をイラストで追加説明した書籍を作ろうと考え，できあがったのが本書です。視覚的に現状を認識しやすいこと，目指すべきケアやアプローチを視覚で理解できることで，さらに当事者や家族を主体とした「チーム本」の機

能をもたせました．また，さまざまな健康レベルの方への活用方法が学習できるよう，事例展開のワークシートを加えました．

　本書は，KTBC の決定版である前掲書（『口から食べる幸せをサポートする包括的スキル―KT バランスチャートの活用と支援（第 2 版）』）で解説されている包括的支援スキルのうち，アセスメント，アプローチのエッセンスのみを抽出しています．ぜひ，ご自身の手でさらなる創意工夫点を書きこんで，オリジナルな my note にしてほしいと思っています．すべての人が口から食べる幸せを人生の最期まで感じられる社会の実現へと繋がる 1 冊になることを切に期待しています．

　本書作成にあたり，大変ご尽力いただきました医学書院の近江友香氏，北原拓也氏，何度も修正を繰り返し，イラストを創り上げてくださったイラストレーターの山本あいこ氏（イラスト工房）に深く感謝致します．

2018 年 6 月

小山 珠美

索引

欧文

Body Mass Index (BMI)　14, 68, 69
Food Test (FT)　43
inter-disciplinary　17
Japan Coma Scale (JCS)　27
KT（口から食べる）バランスチャート　2
　──による食支援の展開　6
　──を用いた評価と支援のサイクル　5
Kuchikara Taberu Balance Chart (KTBC)　2
Malnutrition Universal Screening Tool (MUST)　59, 68
Mini Nutritional Assessment-Short Form (MNA-SF)　59
modified water swallow test (MWST)　47
multi-disciplinary　17
trans-disciplinary　17

和文

あ行

安全で効率的な食事介助　55
安定した姿勢　50, 55
移行食　67
意識レベルの評価スケール　27
胃ろう　114
咽頭残留　44, 78
咽頭のクリアランス向上　30
咽頭や喉頭の粘膜の状態　32
栄養　5, 68
栄養補助食品　63
栄養補助診断基準　14, 68
栄養量の簡易基準　71
栄養量の算出　71
嚥下　4, 44
嚥下圧　120
嚥下機能に応じたスプーン操作　46
嚥下食ピラミッド　67
嚥下造影 (VF) 検査　46
嚥下体操　34
嚥下調整食学会分類2013　67
嚥下内視鏡 (VE) 検査　46
嚥下反射　83, 90

か行

開口アシスト　90
咳嗽力の強化　30
改訂水飲みテスト (MWST)　46, 47, 84, 102
家族との食事の団らん　22
下腿周囲長　103
活動　4, 56
噛みやすさ・飲み込みやすさ　64
環境調整　55
換気量の増加　88
関節拘縮予防　58
気管カニューレ　29
刻み食　46
義歯の適合　34
気道内分泌物　78
気道のクリアランス　31, 78
機能的口腔ケア　35
基本的日常生活活動　57
禁食　34, 48
　──がもたらす影響　35
クラッシュゼリー　46
経口摂取
　──の開始の見合わせ　23
　──への段階的なステップアップ　35
経腸栄養の併用　70
経鼻胃管　83
　──の長期留置　46
頸部前屈位　22, 26, 81, 112
構音障害　83

口腔ケアがもたらす影響　35
口腔周囲筋の強化　80
口腔状態　3, 32
口腔・舌の清掃と保清　34
口唇閉鎖・舌運動機能の改善　120
口唇や舌のストレッチ　104
高度日常生活活動　57
誤嚥性肺炎　35, 75
　──の予防　120
誤嚥のリスク　96
五感を活用した介助法　55
呼吸器感染症の予防　26
呼吸状態　3, 28
呼吸リハビリテーション　96, 104

さ行

在宅酸素療法　99
サイレントアスピレーション（不顕性誤嚥）
　　　120
サルコペニア　8, 26
酸素化　23
歯科治療　32
自助食器　54, 112
姿勢・活動的視点　4, 7
姿勢・耐久性　4, 48
湿性嗄声　28, 44, 102
主観的評価スケール　39
障害高齢者の日常生活自立度　75
焦点化
　──, 強み　6
　──, 不足な点　6
情報共有のツール　9
上腕周囲長　103
食支援連携ツール　9
食事介助スキル　55
食事中止（中断）基準　23
食事動作　4, 52

食物形態　4, 64
食物の配置　55
自力摂取へのアプローチ　97
自力排痰　78
人工栄養　60
　──のタイミング　62
心身の医学的視点　3, 6
ステップアップ
　──, 食物形態の　66
　──, 姿勢の　51
　──, 摂食　23
ステップアップ基準, 食事の　23
すべり姿勢　50
滑り止めマット　54
スマイルケア食　67
摂食嚥下機能
　──に応じた姿勢調整　54
　──に応じた食物形態　129
摂食嚥下機能のスクリーニング評価
　　　31, 43, 47
　──, 実施基準　31
　──, 評価前のケア　31
摂食嚥下状況のレベル評価　60
摂食嚥下の機能的視点　4, 7
摂食嚥下リハビリテーション　88
摂食環境　22
摂食訓練　62
摂食姿勢に応じた食物形態　66
摂食状況・食物形態・栄養的視点　4, 8
摂食状況レベル　4, 60
摂食量の目標　70
舌のストレッチ　104
舌の清掃と保清　34
ゼリー・ムース食　64
セルフケア拡大　55, 81
全身状態　3, 24
　──, 回復期・生活期　24

索引

―, 急性期　24
早期経口摂取開始のアプローチ　80
早期離床　26
咀嚼・送り込み　4, 40
咀嚼食　64
咀嚼による食塊形成　104
咀嚼力
　―― を高めるための訓練　42
　―― を高めるための歯科治療　42
ソフト食　67

た行
退院時の情報提供　9
体幹・四肢の筋機能　48
体重減少率　14, 69, 95
対象者の全体像の把握　9
代替栄養　60
多職種チーム　17
脱水　127
食べる意欲　3, 20
食べる機能低下　35
多面的・包括的ケア　39
段階的
　―― 食物形態のステップアップ　66
　―― 姿勢のステップアップ　51
　―― 摂食ステップアップ　23
痰貯留　28
たんぱく質量　70
地域連携共通ツール　9
チームでのアプローチ　9
中心静脈栄養　83
ツルゴール低下　127

低栄養　59, 71
低栄養の判定　59
　―, 2ステップ判定法　59
　―, 6項目判定法　59
テーブルや摂食用具の選定　55

な行
軟菜食　67
日常生活動作　56
認知機能
　――（食事中）　4, 36
　―― に応じた対応　38
　―― の低下　38

は行
廃用症候群　86
微小誤嚥　24
必要な栄養量の算出　71
皮膚のツルゴール低下　127
評価者によるスコアの違い　39
フードテスト（FT）　43, 46
普通食　64
フレイル　57
ペースト食　64, 78
ベッドのギャッチアップ　80
包括的支援スキル　3

ま・や・ら行
ミキサー食　67
無歯顎　75
やわらか食　67
ユニバーサルデザインフード（UDF）　67
理想体重　71

巻末付録
KTバランスチャート®

▶ 評価シート

項目	評価点数	観察・アセスメント
❶ 食べる意欲		
❷ 全身状態		
❸ 呼吸状態		
❹ 口腔状態		
❺ 認知機能（食事中）		
❻ 咀嚼・送り込み		
❼ 嚥下		
❽ 姿勢・耐久性		
❾ 食事動作		
❿ 活動		
⓫ 摂食状況レベル		
⓬ 食物形態		
⓭ 栄養		

小山珠美・前田圭介：KTバランスチャートエッセンスノート．医学書院，2018．

KTバランスチャート®

▶ レーダーチャート

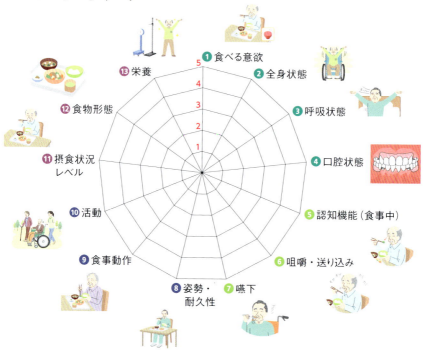

▶ 対象者の概要（病名，障害，年齢，療養場所など）
[   ]

▶ 評価日 [　　　年　　　月　　　日]

▶ 評価者 [　　　　　　　　　　]

▶ 主訴（本人・家族の願い）
[   ]

▶ 強み
[   ]

▶ 目標
[   ]

小山珠美・前田圭介：KTバランスチャートエッセンスノート．医学書院，2018．

巻末付録

KTバランスチャート®

▶ 評価シート

項目	評価点数	観察・アセスメント
❶ 食べる意欲		
❷ 全身状態		
❸ 呼吸状態		
❹ 口腔状態		
❺ 認知機能（食事中）		
❻ 咀嚼・送り込み		
❼ 嚥下		
❽ 姿勢・耐久性		
❾ 食事動作		
❿ 活動		
⓫ 摂食状況レベル		
⓬ 食物形態		
⓭ 栄養		

小山珠美・前田圭介：KTバランスチャートエッセンスノート．医学書院，2018．

KTバランスチャート®

▶レーダーチャート

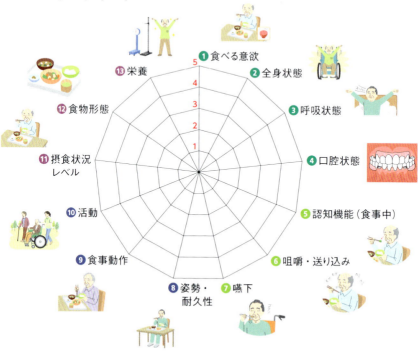

▶対象者の概要（病名，障害，年齢，療養場所など）
[　　　　　　　　　　　　　　　　　　　　　　　　　]

▶評価日 [　　　年　　　月　　　日]
▶評価者 [　　　　　　　　　　]
▶主訴（本人・家族の願い）
[　　　　　　　　　　　　　　　　　　　　　　　　　]

▶強み
[　　　　　　　　　　　　　　　　　　　　　　　　　]

▶目標
[　　　　　　　　　　　　　　　　　　　　　　　　　]

小山珠美・前田圭介：KTバランスチャートエッセンスノート．医学書院，2018．